Mensch bleiben
im Krankenhaus

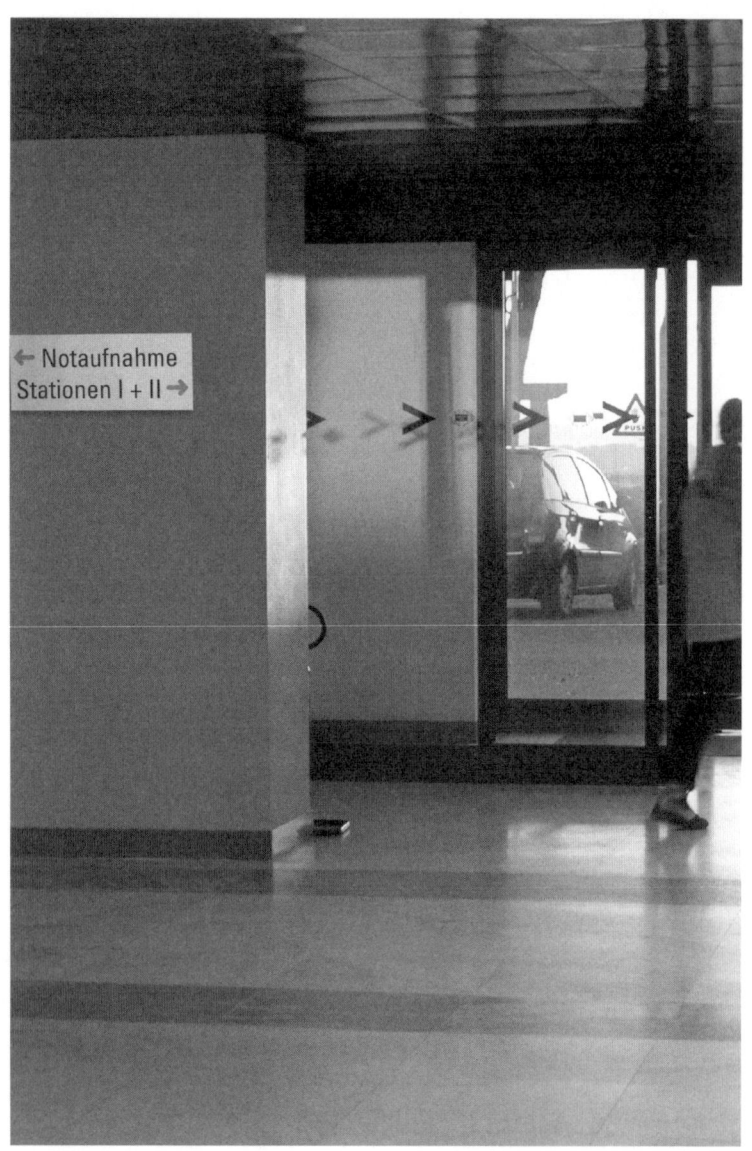

Clemens Sedmak

Mensch bleiben im Krankenhaus

ZWISCHEN ALLTAG UND AUSNAHMESITUATION

*Unter Mitarbeit von Gunter Graf
und Gottfried Schweiger*

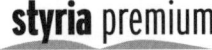

ISBN 978-3-222-13399-2

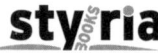

© 2013 by Styria premium
in der Verlagsgruppe Styria GmbH & Co KG
Wien · Graz · Klagenfurt
Alle Rechte vorbehalten

Bücher aus der Verlagsgruppe Styria
gibt es in jeder Buchhandlung und im
Online-Shop

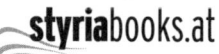

LEKTORAT: Elisabeth Wagner
UMSCHLAGGESTALTUNG: Bruno Wegscheider
BUCHGESTALTUNG: Maria Schuster
COVERFOTO: iStockphoto.com/Tina Lorien

DRUCK UND BINDUNG:
Druckerei Theiss GmbH
St. Stefan im Lavanttal
7 6 5 4 3 2 1
Printed in Austria

INHALT

VORWORT

Wie fühlt es sich an, in einem Krankenhaus zu arbeiten oder sich als Patient/in dort aufzuhalten? Wie steht es um die Menschen in einem Krankenhaus? Was macht ein menschengerechtes, menschenfreundliches Krankenhaus aus? Dieser Frage sind wir am „Internationalen Forschungszentrum für soziale und ethische Fragen" (ifz) in Salzburg nachgegangen. Diese Frage entspricht dem ifz, das „Wissenschaft für Menschen" betreiben will, also forschen „as if people mattered", „weil es um Menschen geht". Mit diesem Anliegen, den Fragen der Menschen zu dienen, haben wir am ifz auch einen Gesundheitsschwerpunkt eingerichtet, der sich mit Fragen an der Schnittstelle von Gesundheitswissenschaft und Ethik beschäftigt.

Das vorliegende Buch ist unter Mitarbeit von Gunter Graf und Gottfried Schweiger entstanden, die Literatur gesichtet und Interviews geführt haben. Wir haben uns in der Methode darum bemüht, nicht nur am Schreibtisch zu sitzen, sondern auch mit Menschen zu reden. So sind in dieses Buch auch Anliegen und Einsichten von Teilnehmerinnen und Teilnehmern an Gesprächsrunden und Fachgesprächen des ifz eingeflossen.

Wir danken allen, die an der Entstehung des Buches mitgeholfen haben, den Gesprächspartnerinnen und Gesprächspartnern, dem Team am ifz und dem Styria-Verlag, namentlich Elisabeth Wagner für das sorgsame Lektorat.

Salzburg, im Sommer 2013

EINLEITUNG
Ethik im Krankenhausalltag

In seinem berührenden Buch „Im Himmel warten Bäume auf dich"
schildert Michael Schophaus die Krankheit und das Sterben seines
Sohnes Jakob, der im Alter von zwei Jahren an Krebs erkrankte. Die
junge Familie lebte bis dahin in einer Welt, in der „nur die anderen"
Krebs haben. Und mit einem Mal wurde das Krankenhaus zum Alltag, der Krankenhausalltag zur Lebensaufgabe. Michael Schophaus
schildert sich selbst als ungeduldigen Menschen, der angesichts seines schwer kranken Kindes wenig Verständnis für das Personal im
Krankenhaus zeigen kann und will. Der Oberarzt, der sich ständig
entschuldigen lässt, stellt ebenso eine nervliche Belastung dar wie
Bettenmangel, Zeitnot, Raumnot oder eine unbedachte Bemerkung
eines mitleidvollen Arztes bei der Chemotherapie: „Haben Sie noch
andere Kinder?" Zur notwendigen Belastung wird der Krankenhausalltag natürlich auch für den zweijährigen Patienten.

> „Hier eine Spritze und dort ein Verband ... Nur selten gab es
> Antworten, wenn ihn die Ärzte etwas fragten, denn sein Miss-
> trauen wuchs mit dem Tumor ... und wenn es ihm bei der Vi-
> site zu viel wurde, wenn die weißen Kittel wichtig und dicht
> gedrängt ums Bettchen standen, legte er sich einfach auf die an-
> dere Seite und schloss die Augen. Stellte sich tot, bis es wieder
> ruhiger wurde, bis er sich sicher wähnte in seiner kleinen Welt."[1]

Eine kleine vertraute Welt mit Regeln, Regelmäßigkeit und Rhythmus schafft Geborgenheit – das ist eine Funktion wiederkehrenden
Alltags. Auch im Krankenhaus gibt es solche Regelmäßigkeiten: Alltag inmitten des Ungeheuerlichen einer schweren Krankheit. Und
auf diesen Alltag kann man sich auf verschiedene Weisen einlassen.

Michael Schophaus schreibt davon, wie er mit seinem Sohn die Ärzte eingeteilt hat „in gute und schlechte, in nette und blöde, in arrogante und nahbare Gesellen".[2] Im Laufe des Berichts stellen sich zwei Eigenschaften als Schlüssel heraus: Fürsorglichkeit und Ernsthaftigkeit. Nicht kumpelhafte, das Leiden bagatellisierende und geschwätzige Ärzte, nicht überambitionierte Ärzte, die den Eindruck vermitteln, dass ihre Forschungstätigkeit wichtiger als alles andere sei, nicht die Eitlen und die Arroganten bestanden die Prüfung durch Michael und Jakob Schophaus, sondern die guten Zuhörer, die selbstverständlich Fürsorglichen, die Ernsthaftigkeit und Sicherheit ausstrahlten. Das ist eine Frage der Charakterbildung, eine Frage der Werte, eine Frage der strukturellen Rahmenbedingungen. Man könnte sich an John Hatties Forschungen aus der Bildungswissenschaft erinnert fühlen: Die mit Abstand wichtigste Variable im Unterricht ist die Person der Lehrerin oder des Lehrers mit den Fähigkeiten, ein gutes Klima zu schaffen, den Schüler/inne/n Respekt entgegenzubringen und persönliches, spezifisches Feedback zu geben. Ist es im medizinischen Bereich grundsätzlich anders?

DETAILS MATTER

Auch Kleinigkeiten spielen eine Rolle, „details matter". Der japanische Schriftsteller Haruki Murakami hat nach dem Nervengasanschlag auf die U-Bahn in Tokio im März 1995 Interviews mit Opfern geführt. In einem Gespräch mit Toshiaki Toyoda, einem Angestellten der U-Bahn, sagte ihm dieser, dass Terrorismus von einem gesellschaftlichen Klima der Achtlosigkeit, wie er es täglich beobachten könne, genährt werde:

> „Wenn man wie ich täglich mit so vielen Fahrgästen zu tun hat, erkennt man das. Es ist eine Frage der Moral. Wenn man auf dem Bahnhof arbeitet, bekommt man die Menschen von ihrer negativsten Seite zu Gesicht. Zum Beispiel: Es gibt Leute, die, wenn wir gerade den Abfall zusammengefegt haben, eine Kippe oder ein Stück Papier genau auf die Stelle werfen. Es gibt

zu viele, die, statt Verantwortung zu übernehmen, nur an sich selbst denken."[3]

Kleinigkeiten können einen entscheidenden Unterschied machen, man denke etwa an das Vorhandensein einer Uhr im Krankenzimmer. Es macht für manche Patient/inn/en, die viel an Kontrolle verloren haben, einen Unterschied, sich wenigstens in der Frage nach der Uhrzeit noch in Kontrolle zu wissen.[4] „Unbehagen oder Verärgerung vieler Patienten bei Klinikaufenthalten entstehen bei den meisten nicht wegen der ärztlichen Behandlung, sondern aus der Summierung einer Fülle im Grunde unnötiger Unzuträglichkeiten", beobachtet Klaus Dietrich Bock.

„Lärm, Unruhe, Hektik, ständige Störungen durch das Personal (oder aber es kommt kein Helfer, wenn er dringend gebraucht wird), mangelhafte Organisation der Diagnostik mit stundenlangen Wartezeiten auf Fluren, womöglich nüchtern bis zur Untersuchung um 14.00 Uhr, kurz angebundene Ärzte, keine Erklärung, was und warum es geschieht, langes quälendes Warten auf Ergebnisse mit der Folge überflüssig langer Liegezeiten (kostenträchtig für Versicherung und Kranke, aber von den Krankenhausträgern wegen besserer Auslastung der Bettenkapazität und der Kostenersparnis durch Pflegetage, an denen sonst nichts geschieht, sehr geschätzt!); nicht funktionierende Warmwasserversorgung, verschmutzte Toiletten, Waschtische und Bäder, Telefonanschluss erst nach drei Tagen, Verwechslung von Diäten, undichte Fenster, klemmende Sonnenrollos etc."[5]

Das sind keineswegs Aspekte, die nur mit großem finanziellem Engagement in den Griff zu bekommen sind. Bei vielen Dingen geht es um Sorgfalt, Geistesgegenwart, Empathie und Kreativität. Es mag wie eine Kleinigkeit erscheinen, wenn eine Spüle in einem Behandlungszimmer nicht einwandfrei funktioniert und ständig Probleme bereitet – aber damit wird eine Quelle regelmäßiger Ärgernisse erhalten.[6] Es sind Kleinigkeiten, die über die moralische Atmosphäre in einem Krankenhaus entscheiden: Treffe ich an der Rezeption oder auf dem Gang, wenn ich jemanden nach dem Weg frage, auf gelangweilte, unfreundliche, gestresste Menschen? Wie laufen auch solche „small encounters", solche kleinen Begegnungen, ab? Tim Benit und Anna Delegra, die ihre Erfahrungen als Krankenpflegekräfte beschrieben haben, freuen sich, wenn die Kollegen vom Nachtdienst „hoffentlich so nett" waren, „schon mal Kaffee für die übermüdeten Frühdienstler" zu kochen.[7] Das sind Kleinigkeiten, die aber im Alltag einen großen Unterschied machen können. Details sind auch kleine „Zeitnischen", etwa der kurze Augenblick mit einer Tasse oder einem Becher Kaffee; gleichsam „Inseln der Integrität" in einem mitunter hektischen Alltag.

An Kleinigkeiten und Details kann man so etwas wie eine sorgfältige Grundhaltung ablesen; diese grundlegende Sorgfalt ist das Gegenteil von „carelessness", wie sie sich auch in kleinen Alltagsschlampereien niederschlägt, wie etwa dem unvollständigen oder unleserlichen Ausfüllen von Formularen. Diese Sorgfalt zeigt sich auch in der Bereitschaft, auf Details zu achten. Der polnische Kinderarzt Janusz Korczak, der sich sehr viel Zeit genommen hat, über kleine Reaktionen von Kindern nachzudenken, hat die Beobachtungsgabe als entscheidend in der Begleitung von Menschen angesehen. Dabei war ihm der Insektenforscher Fabre, der über eine einzigartige Beobachtungsgabe verfügte und Insekten nicht sezierte, Vorbild.[8] Ähnlich ist es einem Krankenhaus anzuraten, sich mitunter die Zeit zu nehmen, genau hinzuschauen, auch auf Kleinigkeiten zu achten. Der Blick auf Details kann Zeit und Energie sparen. Ein Beispiel aus dem Pflegebereich: Ein dementer Patient wollte sich das Gesicht nicht mit einem Waschlappen waschen lassen. Die Prozedur war stets ein Kampf. Ein Pfleger kam schließlich auf die Idee, die Ehefrau zu fragen, ob denn der Waschlappen in der persönlichen Hygiene ihres Mannes eine Rolle gespielt hatte. Die Antwort: Ja, aber nur für den Unterleib, das Gesicht habe er sich stets im Waschbecken gewaschen. Das sind Kleinigkeiten, die sich aus einem kurzen Gespräch ergeben können. Die kluge Investition in ein Gespräch kann viel Ärger ersparen. Kleinigkeiten können einen entscheidenden Unterschied machen.

Um Kleinigkeiten geht es auch in diesem Buch: In der Theologie gibt es den Begriff „local theologies" – „lokale Theologien", die etwa in einer bestimmten Pfarre oder für einen ganz bestimmten Kontext entstehen. Manchmal spricht man auch von „little theologies", von „kleinen Theologien". Leonardo Boff hatte seinerzeit mit seinem bis heute berühmten Buch „Kleine Sakramentenlehre" Bekanntheit erreicht und darin Alltagsgegenstände als sichtbare Zeichen für eine unsichtbare Wirklichkeit angesehen. „Kleine Theologien" entstehen vor allem aufgrund von Gelegenheiten, sind also anlassbezogen und erheben nicht den Anspruch, allgemeingültig zu sein. Sie beschränken sich in ihrer Geltung auf bestimmte, lokale Zusammenhänge, die sie ernst nehmen und kennen.

Um ein Beispiel zu nennen: Reinhold Stecher, der jüngst verstorbene frühere Bischof von Innsbruck, hatte einmal in einer Predigt anlässlich einer Priesterweihe den Priester mit einem Busfahrer verglichen – er solle dafür sorgen, dass er mit guter Vorbereitung und Konzentration unfallfrei fahren könne, den Fahrgästen, die Gäste seien, mit Höflichkeit begegne, das Ziel klar vor Augen habe und gut mit dem Kommen und Gehen der Fahrgäste, die zusteigen und aussteigen, umzugehen lerne … Das ist eine „kleine Theologie des Priestertums". Ganz ähnlich kann man an kleine Ethiken für Alltagszwecke denken. Ein Krankenhaus in einem alpinen Tourismusgebiet wird anders über Kranksein und Gesundsein nachdenken als eine Universitätsklinik. Eine Krankenhausabteilung, die viele verunfallte Schifahrer, deren Urlaub unterbrochen wurde, zu verarzten hat, wird eine andere kleine Ethik entwickeln (Ethik des Unerwarteten und der durchkreuzten Pläne) als eine Palliativstation (Ethik der Langsamkeit, Ethik der guten letzten Schritte, Ethik des Daseins).

WAS SIE IN DIESEM BUCH ERWARTET

Um kleine Aspekte soll es in diesem Buch gehen. Es geht um den Versuch, Anhaltspunkte einer Ethik im Krankenhausalltag zusammenzutragen. Jedes Krankenhaus, jede Abteilung in einem Krankenhaus, ist eingeladen, über eine eigene „kleine Ethik" nachzudenken. Ein Ordensspital wird sich beispielsweise in manchem anders verstehen als ein Krankenhaus, das nicht in kirchlicher Trägerschaft ist.

Die Trägerschaft wird Auswirkungen auf Leitbild und Wertvorstellungen, auf die Grenzen zwischen „Pflicht" und „Werken der Übergebühr", die über die Pflicht hinausgehen, haben, auf die Gestaltung von Raum und Zeit. Die ethischen Fragen auf einer Intensivstation sind andere als auf der Gynäkologie, wieder andere als in einem Kinderspital. „Kleine Ethiken" werden sich ohne große Fachbegriffe und große Thesen um den guten Umgang mit den Fragen des Alltags bemühen. Das hat auch etwas mit der Architektur eines Hauses zu tun. Eine „kleine Ethik" in einer Krankenhausabteilung, die über einen Personalaufenthaltsraum verfügt, den sich ärztliches und nicht ärztliches Personal teilen, wird anders aussehen als ethisches Nachdenken über den Alltag in einem räumlich ganz anders strukturierten Gebilde. Diese äußeren Dinge wirken sich auch auf die Krankenhauskultur aus. Diese wiederum hat mit Aspekten wie Grüßen und Anrede (Duzen, Siezen, Umgang mit Titeln) zu tun, mit Formen der Höflichkeit und Rücksichtnahme und mit Strukturen eines Gemeinschaftslebens (Geburtstagsfeiern, Weihnachtsfeiern, Betriebsausflug, gemeinsame Fortbildungen). Es ist ethisch nicht unerheblich, welche Kultur sich herausbildet und wie Kultur weitergegeben und gepflegt wird.

Das Buch widmet sich drei großen Aspekten einer Krankenhausethik für den Alltag: erstens einer „Ethik für Menschen" – einer Alltagsethik mit besonderem Blick auf die Bedürfnisse und die Eigenart eines Krankenhauses; zweitens der Institution Krankenhaus mit ihren ethischen Herausforderungen als menschlichem Krankenhaus und der Frage nach „happy hospitals"; drittens explizit den Menschen, die in einem Krankenhaus arbeiten, mit ihren Rollen und Beziehungen.

Es will also zum Nachdenken über eine kleine Ethik des Krankenhausalltags einladen. Nur diese Einladung, verbunden mit Hinweisen auf wichtige Fragen und Aspekte sowie einem Angebot an Begriffen und sprachlichen Unterscheidungen, kann dieses Buch unterbreiten.

I. „ETHIK FÜR MENSCHEN":
der Blick auf den Alltag

„Schwieriger zu ertragen sind die Nächte. Während der Untersuchungen gelingt es mir ganz gut, eine gewisse Distanz zur Krankheit und meinen Problemen zu halten. Die nüchternsachliche Atmosphäre, in der sich die Untersuchungen abwickeln, und das rein klinische Interesse, mit dem ‚mein Fall' betrachtet wird, tötet jede weitere Gefühlsregung sofort ab. Des ungeachtet ist die Schutzhaut, die mich davor bewahrt, in wilde Panik auszubrechen, papierdünn und äußerst verletzlich, und es gibt Stunden, während ich im Zimmer liege und auf den nächsten Test warte, da erfüllt mich schwärzeste Hoffnungslosigkeit, und ich fühle mich hundeelend und wirklich sehr einsam. Nachts wird es dann noch schlimmer. Dann denke ich an all die vielen anderen, denke an all das Elend, das dieser riesige Betonklotz in sich birgt, und dann kann ich mit einem Mal beten. [...] Ich habe Zeit, an mir zu arbeiten und meine Erkenntnisse so zu formulieren, dass ich sie [meine Freundin Annuska, Anmerkung], die aus der Hetze des Alltags heraus an mein Bett eilt, nicht mit Klagen zu empfangen brauche, sondern ihr tragen helfe."[9]

Die Nacht in einem Krankenhaus – andere Geräusche, andere Gerüche, andere Erwartungen; eine eigene Welt.[10] Es ist nicht nur die Welt des Sachlichen und des Professionellen, die Welt der Expertise und der kundigen Handgriffe, die Welt der Technologie und der chemischen Prozesse, die durch Medikamente gesteuert werden. Es ist nicht nur die Welt von Heilung und Sorge, Behandlung und Pflege. Es ist auch eine Welt von Angst und Unsicherheit, eine Welt von Verletzlichkeit und Gefühlen, eine Welt von Einsamkeit und neu er-

wachter Gottessehnsucht, eine Welt von Schmerz und einer neuen
Kultur von Freundschaft. Die Nacht ist eine besondere Zeit; in der
Nacht verschieben sich die Proportionen, manche Probleme wer-
den ungemein groß. In der Nacht zeigt sich ein anderer Rhythmus,
ein anderes Regelwerk. Tiziano Terzani nutzte die Nacht nach der
Krebsdiagnose in der Klinik, um nachzudenken:

> „Noch eine weitere Nacht verbrachte ich allein in der Klinik
> und hatte so viel Zeit nachzudenken. Ich überlegte, wie viele
> andere Menschen wohl vor mir in diesen Räumlichkeiten mit
> ähnlichen Mitteilungen konfrontiert worden waren, und emp-
> fand diese Gesellschaft irgendwie als Ermutigung."[11]

Die Nacht als Raum des Denkens und Nachdenkens, die Nacht als
Zeit der Kontemplation. Erving Goffman hat sich in seinen Studien
über Institutionen immer auch gerade für deren „Unterseite" interessiert, für das, was hinter der Bühne des Geschehens, abseits des
grellen Tageslichts geschieht. So sind denn auch die Nächte in einem
Krankenhaus einen besonderen Blick wert. Jerome Lowenstein beschreibt in einem Band über seine Erfahrungen als Arzt die Mitter-
nachtsmahlzeit, die die in einem Krankenhaus im Zuge ihrer Ausbildung tätigen Ärzte gemeinsam einnahmen.[12] Diese mitternächtlichen
Begegnungen dienten nicht nur dem Verzehr von Überresten aus der
Cafeteria, sondern vor allem auch dem Austausch, der gegenseitigen
Unterstützung, der Bildung eines Gemeinschaftsgefühls. Auch in
diesem Sinne kann sich ein Blick auf die Nacht in einem Krankenhaus lohnen; dieser Blick könnte zu einer „kleinen Ethik der Kran-
kenhausnacht" führen.

Im Folgenden soll also über Konturen einer „kleinen Ethik" für
ein Krankenhaus nachgedacht werden. Dabei wollen wir uns zuerst
über den Begriff „Ethik" Gedanken machen, dann über die Begriffe
„Alltag" und „Gesundheit", um zuletzt ein kleines Wörterbuch vor-
zustellen, das Begriffe enthält, die für ein Nachdenken über ethische
Fragen im Krankenhausalltag von Bedeutung sind.

Wir haben es hier nicht mit „sauberen Idealsituationen" zu tun,
wie sie am Schreibtisch oder im Lehnstuhl (als sogenannte „armchair
ethics") entworfen werden, sondern mit echten Lebenssituationen,

die entsprechend „unaufgeräumt" sind. Der amerikanische Medizinanthropologe Arthur Kleinman hat den professionellen Ethiker/inne/n nicht ganz zu Unrecht vorgeworfen, immer wieder Ethik für eine ideale Welt zu betreiben. Das Leben ernst zu nehmen bedeute, es zu sehen, wie es ist – „messy".[13] Oder in den Worten des protestantischen Theologen Reiner Anselm: „Ethik entsteht nicht in der dünnen Luft der Theorie, sondern ihr Ort ist die stickige Atmosphäre konkreter Konflikte. Sie ist gebunden an konkrete Orte der Entscheidung."[14] In diesem Bereich stickiger Atmosphäre und moralischer Luftverschmutzung bewegt sich die ethische Reflexion für den Alltag. Orte von Verletzlichkeit und Krankheit, wie sie Krankenhäuser darstellen, sind denn auch Orte, die für die Ethik besonders wichtig sind. Orte des Krankseins sind Orte der Ethik.[15]

ETHIK

In Gesprächen mit Müttern, die mit ihren Kindern Krankenhausaufenthalte absolvierten, hörten wir Sätze wie: „Äußerlichkeiten sind wichtig, wie du dich kleidest, ob du dich schminkst. Das hat einen Einfluss darauf, wie man dich im Krankenhaus behandelt", oder: „Es macht einen Unterschied, ob der Titel auf der E-Card eingetragen ist oder nicht, man geht mit dir anders um, wenn du einen akademischen Titel hast", oder: „Manche Eltern haben ganz unverschämte Ansprüche, gerade auch, wenn es um die Kinder geht. Da tut mir manchmal das Personal leid", oder: „Das Wichtigste sind wohl Wertschätzung und Höflichkeit. Wie man behandelt wird. Wenn du deinerseits dem Personal höflich begegnest und Wertschätzung entgegenbringst, wirst du auch eher höflich behandelt werden."

Bleiben wir beim Stichwort „Höflichkeit": Der deutsche Sprachwissenschaftler Harald Weinrich hat die Höflichkeit als die entscheidende Tugend des öffentlichen Lebens beschrieben, als Grundpfeiler von Gesprächskultur und Demokratie. Dabei ist Höflichkeit eine Form der Gesprächsführung, die das Gebot der maximal effizienten Informationsübertragung bremst, mit Konjunktiven, Adjektiven und indirekten Formulierungen arbeitet, sich dem Gegenüber behutsam nähern lässt und nicht allein am „Was" des Inhalts, sondern auch am „Wie" des Stils interessiert ist. Höflichkeit im Krankenhaus ist eine ethische Frage, die auch mit den angesprochenen Details zu tun hat. Höflichkeit ist dabei eine Sache des einzelnen Menschen, aber auch eine Frage der Arbeitskultur. Hier kann eine Person das Klima nachträglich beeinflussen. Studien zur Arbeitsplatzzufriedenheit betonen immer wieder die Bedeutung des Betriebsklimas, das nicht zuletzt mit Aspekten des höflichen Umgangstons zu tun hat.

Ethik: das Nachdenken über das Gute

Hier zeichnen sich Aspekte ab, bei denen man an einer kleinen Ethik für ein Krankenhaus bauen könnte. Immer wieder geht es bei solchen Überlegungen um den richtigen Umgang. In einem Interview erzählte eine Krankenschwester, die auf der Intensivstation arbeitet:

> „Ein heikles Thema sind auch Alkoholiker und Drogenkranke. Da muss ich mich auch zusammennehmen. Ich sage mir immer vor, jeder Alkoholiker habe einfach auch eine Vorgeschichte und es ist jetzt nicht dem sein Ermessen, dass er das jetzt wollte. Sondern der wird auch anders reingeschlittert sein, aber man tut sich bei Alkoholikern sehr schwer in der Betreuung, weil die teilweise extrem ungehalten sind, und die sind meisten auch im Entzug, aber das ist mehr lindernd als bessermachend. Und wir bekommen recht viele Alkoholiker, auf der internen Seite. Da haben wir schon einigen ein paar Wochen aus dem Leben rausgeholt. Aber du weißt ganz genau, du hackelst da voll rein, und der geht heim oder geht nur von der Intensivstation raus, auf der Station kannst du den auch nicht überwachen, und geht und holt sich sein nächstes Bier. Aber du hast da gearbeitet und die kosten dich viel Kraft. Weil diese Menschen sind multiorgankrank … Da fällt es mir schwer, dass ich da so tu' wie bei jedem anderen."

Auf diese Weise ergibt sich eine Reihe von ethischen Fragen, etwa: Wo und wie kann man „delikate Angelegenheiten" besprechen? Wie kann man einem Patienten, einer Patientin, die stets eine bestimmte und unverwechselbare und mitunter tragische Vorgeschichte haben, gerecht werden? Woher nehmen Menschen mit Verantwortung für die Betreuung, Pflege und Begleitung von Patient/inn/en die Kraft, ihren Dienst zu tun? Wie ist mit schwierigen Patient/inn/en umzugehen, also mit Patientinnen und Patienten, die wenig Geduld, Kommunikationsfähigkeit und Kooperationsbereitschaft zeigen? Welche Rechte haben Patient/inn/en? Welche Rechte hat das Personal in einem Krankenhaus? Gibt es auch so etwas wie „Patient/inn/en-Pflichten"? Gibt es hoffnungslose Fälle? Soll die Verweigerung von „Compliance" Konsequenzen haben? Wie ist mit Menschen umzugehen, deren Lebenssituation so komplex ist, dass die gesundheitlichen Probleme nur die Spitze des Eisbergs an Lasten und Lebensherausforderungen sind? Wann kann ein Mensch guten Gewissens aus einem Krankenhaus entlassen werden?

Ethik ist das Bemühen, systematisch über solche Fragen nachzudenken. Ethik ist das Nachdenken über das Gute; das kann sich auf das gute Leben beziehen, auf den guten Charakter und die gute Person, oder auch auf die gute Handlung, die gute Institution oder die gute Entscheidung. Während wir in der Regel unter Moral „gelebte Normen und Wertüberzeugungen" verstehen (sodass jede wie auch immer geartete Gesellschaft so etwas wie Moral aufweist), kann man Ethik als systematische Reflexion auf Moral ansehen. Während die deskriptive Ethik Moral beschreibt, denkt die normative Ethik darüber nach, was wir tun sollen oder nicht tun dürfen. Das kann auf „materiale" Weise (besondere Empfehlungen und Entscheidungen) oder auf „formale" Weise (Arbeit mit allgemeinen Prinzipien) geschehen.

Bekannte Beispiele für solche allgemeinen Prinzipien, wie sie auch in der medizinischen Ethik zum Einsatz kommen, sind das Nichtschadensprinzip (Vermeidung von unnötigem Leid und Bewahrung vor Schaden), das Autonomieprinzip (Respekt vor der freien Entscheidung, in so vielen Lebensbereichen so umfangreich und so lange wie möglich), Prinzipien der Gerechtigkeit (in seiner ursprünglichsten Form: gleiche Fälle gleich, ungleiche ungleich behandeln) oder Prinzipien der sozialen Zuträglichkeit (Vermeidung unverhältnismäßigen Aufwandes). Selbstbestimmung, Gerechtigkeit und Leidvermeidung sind wichtige Orientierungspunkte im ethischen Nachdenken.

Ethische Handlungen und der Handlungsspielraum

Der Handlungsspielraum wird ethisch neben Prinzipien auch durch Unterscheidungen strukturiert. Es wird etwa mit Blick auf die Pflichten zwischen „starken Pflichten" (dürfen nicht verletzt werden) und „schwachen" oder „relativen" Pflichten (können gegebenenfalls zugunsten höherrangiger Pflichten aufgegeben werden) unterschieden. Unterschieden wird auch zwischen Prinzipien und kasuistischen Regeln, die das Besondere in den Blick nehmen; etwa mit Anhaltspunkten wie: „Je unnötiger ein Eingriff, desto genauere ärztliche Aufklärung ist nötig." Das ist nun nicht besonders aufregend, aber als erste Klärung wichtig und möglicherweise hilfreich. Ethisch relevant sind vor allem jene Bereiche, die wir handelnd beeinflussen können. Ethisch relevant ist vor allem das, was wir durch Entscheidungen und handelndes Gestalten prägen können. Ein Beispiel:

> „Die Nachtschwester, die etwas nach dreiundzwanzig Uhr auf ihrer Runde hereinschaut, schüttelt den Kopf, als sie mich mit einem Buch in der Hand antrifft. ‚Sie schlafen ja schon wieder nicht', sagt sie vorwurfsvoll. ‚Das geht doch einfach nicht. Warum weigern Sie sich denn, ein Schlafmittel zu nehmen?' Ich blicke in ihr noch junges Gesicht, in ihre Augen, in denen deutlich die Missbilligung darüber zu lesen ist, dass ich mich nicht, wie jeder andere Patient, in die Krankenhausroutine einordne."[16]

Hier haben wir es mit Spielräumen zu tun, die handelnd beeinflusst werden können. Ein Buch zu lesen ist eine Handlung; eine Schlaftablette zu nehmen ist eine Handlung; eine Frage zu stellen ist eine Handlung. Unter „Handlungen" versteht man gemeinhin durch den Menschen herbeigeführte Ereignisse. Handlungen sind Verhaltensweisen, die der willentlichen Kontrolle unterliegen: Man kann sie setzen und man kann sie unterlassen. Auch durch ein Unterlassen kann gehandelt werden. Anders gesagt: Eine Handlung ist eine Form des Verhaltens, über die man sich beraten kann, eine Form des Verhaltens, zu der man aufgefordert werden kann. Von Handlungen sprechen wir in der Regel im Zusammenhang mit dem Verfolgen von Zwecken. Ein Mensch handelt, wenn er damit einen bestimmten Zweck verfolgt, aber auch einen anderen Zweck verfolgen könnte. Diese Wahlmöglichkeit kann man „Handlungsoptionen" nennen. Es ist ethisch von Interesse, den Blick auf die verfügbaren Handlungsoptionen zu richten. Handle so, dass du immer auch Alternativen hast, zwischen denen du dich entscheiden kannst.

Der Blick auf „Alternativen" ist von entscheidender Bedeutung, die Schärfung dessen, was der österreichische Dichter Robert Musil den „Möglichkeitssinn" genannt hat, den Sinn für das, was möglich wäre und anders sein könnte. Wenn wir die Frage stellen: „Was könnte man besser machen?", zielt das auf den Möglichkeitssinn ab. Es verwundert nicht, dass der englische Dirigent Benjamin Zander ein bekanntes Buch über Führungsethik (geschrieben von ihm und der Psychotherapeutin Rosamund Zander) „Die Kunst der Möglichkeit" genannt hat.[17] Es verlangt die Kunst der Möglichkeit, wenn ein Solist vor der Aufführung von Schuberts „Winterreise" seinen Auftritt wegen Liebeskummers absagen möchte – der Dirigent sah dabei die einmalige Chance, ein gefühlstiefes Konzert mit einem Solisten in der rechten Stimmung zur Aufführung zu bringen! Denn schließlich geht es in Schuberts „Winterreise" um existenziellen Schmerz und enttäuschte Liebe. Führen bedeutet Möglichkeiten zu sehen, das gilt auch für das Führen eines Krankenhauses. Der Blick auf Handlungsspielräume, Handlungsalternativen und Handlungsoptionen ist ethisch relevant. Ein Arzt nannte in einem von uns geführten Interview Beispiele für verbesserungsfähige Aspekte:

„Es gibt gewisse Dinge, wo Verbesserungsbedarf wäre, denke ich z. B. an XY [ein kleineres Gemeindespital], wo man in einer Notfallaufnahme sitzt und vielleicht 20 wartende Patienten da sind und manche schon seit zwei Stunden warten … dass da eine Drucksituation auf den jeweiligen Arzt kommt und die Erwartung von den Patienten ist, dass sie gleich drangenommen werden … da gibt es Patienten, die sehr ungeduldig werden

und an der Türe klopfen, obwohl es klar eine Reihung gibt …
je nachdem, wie schwerwiegend das Problem ist … und dass
ältere Patienten kommen, die langsamer sind, schlechter hö-
ren … da ist es zu Problemen mit den Ärzten gekommen, da
war ein junger Arzt, der sich aufgeregt hat über das Kommen
der Patientin, obwohl sie nichts hat … und größere Probleme
entstehen auch im Nachtdienst, wo einfach der Stresslevel relativ hoch ist und der Arzt an seine Grenzen kommt von seinen
Dienstzeiten, dass es zu Überforderungen kommt, die eventuell
auf den Patienten übertragen werden … was nicht sein soll,
sich aber nicht vermeiden lässt teilweise … [wenn] ein Patient
sehr wehleidig tut … und es kommt nichts raus, da ist die Geduld des Arztes … da kann es schon zu einem gespannten Verhältnis kommen, auch in der Untersuchungsmodalität. Oder
auf der Chirurgie … man muss untersuchen und die Patienten
kommen nicht entgegen beziehungsweise in Nachtdiensten,
was immer ein großes Thema ist, wenn jemand betrunken ist
oder unter Drogeneinfluss da ist und sich gar nicht behandeln
lassen will … der Arzt ist auch unter Stress, will den behandeln
und es ist nicht möglich …"

Hier wird man sich fragen: Welche Handlungsmöglichkeiten gibt
es? Wie können die Rahmenbedingungen für das Handeln verändert
werden? Offensichtlich findet das Handeln in einem Krankenhaus
im Rahmen von Strukturen statt, die die Menschlichkeit im Handeln
fördern oder erschweren können. „Druck" in Form von Zeit-, Leis-
tungs- oder Kostendruck erschwert das freie Atmen und schränkt die
Handlungsspielräume empfindlich ein.

Im Zweifelsfall für die Freiheit!

Hier gilt es, Oasen der Freiheit zu sichern. Der bekannte amerikanische Philosoph John Rawls hat in seiner 1971 erschienenen „Theorie
der Gerechtigkeit" die berühmte Frage gestellt: Wenn alle Mitglieder
einer Gesellschaft unter einem Schleier des Nichtwissens zusammen-
kommen würden, auf welche Gesellschaft würde man sich einigen?

„Schleier des Nichtwissens" („veil of ignorance") bedeutet, dass man nichts über die eigenen physischen und psychischen Eigenschaften weiß, dass man nicht weiß, in welche Familie, Kultur und Epoche man hineingeboren wird. Wenn dies so ist – nach welchen Prinzipien würden wir unsere Gesellschaft aufbauen? Rawls gibt interessanterweise den Hinweis, dass wir uns zuerst darauf einigen würden, jedem Mitglied der Gesellschaft ein größtmögliches Bündel an Freiheiten zu geben. Hier geht es also auch um Handlungsspielräume!

Wir könnten diese Frage auch für ein Krankenhaus stellen: Auf welche Art von Krankenhaus würden wir uns einigen, wenn alle, die mit einem und in einem Krankenhaus zu tun haben, unter einem Schleier des Nichtwissens zusammenkämen? Ich weiß also nicht, ob ich Chefärztin oder Vater eines kranken Kindes, Reinigungskraft oder Verwaltungsangestellte, Pfleger oder Krankenschwester, Patient/inn/en-Anwalt oder Versicherungsvertreter, Koch oder Turnusärztin bin. Was wäre mir wichtig? Die Frage ist fruchtbar, gerade wenn man sie mit Blick auf eine konkrete Abteilung oder ein konkretes Krankenhaus stellt. Allein die Frage kann schon etwas bewirken.

Was die Antwort angeht, gibt es sicherlich gute Gründe, in eine ähnliche Richtung zu gehen wie Rawls: ein größtmögliches Bündel an Freiheiten für jede einzelne Person. Anders gesagt: im Zweifelsfall für die Freiheit. Wieder anders gesagt: Achte bei der Rollengestaltung und der Gestaltung der Rahmenbedingungen darauf, dass die betreffende Person über Spielräume und Wahlmöglichkeiten verfügt, soweit das mit Blick auf das Gemeinwohl und die Ordnung des Ganzen möglich ist. Hier wird man sich also fragen können: Was bedeutet Spielraum im Reinigungsdienst? Etwa Mitbestimmung bei der Wahl der Reinigungsgeräte, Chemikalien, Arbeitszeiten, Prioritäten und Abfolgen? Was bedeutet Spielraum für Eltern, deren Kind stationär aufgenommen wird? Etwa die Freiheit, auch über Nacht beim Kind zu bleiben? All diese Fragen haben mit dem Handeln zu tun.

Klassischerweise werden Handlungen in ethischer Absicht eingeteilt in solche, die geboten sind, in verbotene, in ethisch indifferente Handlungen und in Werke der Übergebühr. Ethisch indifferente Handlungen sind solche, bei denen es keinen ethischen Unterschied macht, ob sie gesetzt oder unterlassen werden; „Werke der Übergebühr" (manchmal „supererogatorische Akte" genannt) sind lobenswerte Handlungen, die man aber nicht verlangen kann. Ein klassisches Beispiel wäre etwa das Spenden, zum Beispiel für die Klinikclowns: eine schöne Handlung, aber man kann Menschen schwerlich dazu verpflichten.

Es gibt nun, wenn man eine „kleine Ethik" für ein bestimmtes Krankenhaus entwickeln kann, eine wichtige Frage: Wo verläuft die Grenze zwischen „Pflichten" und „Werken der Übergebühr"? Wenn diese Grenze nicht klar ist, kann es zu Missverständnissen und empfindlichen Abstimmungsschwierigkeiten kommen. Haben Patient/inn/en das Recht darauf, dass die Nachtschwester mit ihnen plaudert? Ist es ein Werk der Übergebühr, wenn das Krankenhaus auf der Kinderchirurgie den Kindern Spielzeug anbietet? Ist es supererogatorisch, dass die Kinderkrankenschwester sich auch bei wichtigen Dingen der Kinderwelt (Harry Potter, Fluch der Karibik, Bob der Baumeister, Caillou, Thomas Lokomotive …) auskennt? Es ist lohnenswert, sich auch über solche Fragen Gedanken zu machen und sich auszutauschen, weil sich hier die Wahrnehmung innerhalb einer Abteilung oder auch die Wahrnehmung von Patient/inn/en und deren Angehörigen auf der einen Seite und die Wahrnehmung des Personals auf der anderen Seite deutlich unterscheiden können.

Der Umgang mit dem Schicksalhaften

Neben dem Handeln gibt es freilich auch einen Bereich, der gerade im Umgang mit Krankheit und Leid eine wichtige Rolle spielt: der Umgang mit dem Schicksalhaften; das Annehmen von Einschränkungen, die Akzeptanz des Unverfügbaren und Nichtmanipulierbaren. Ethik wird sich auch um einen guten Umgang mit dem Schicksalhaften bemühen müssen. Ethische Fragen hängen stets mit Fragen des guten Lebens im Allgemeinen zusammen. Dass es hier einen Bedarf gibt, über Endlichkeit und Grenzen nachzudenken, liegt auf der Hand. Der Umgang mit Schicksalhaftem hat auch mit der Weise, wie wir sprechen, zu tun. Einstellungen können sich auch in der verwendeten Sprache ausdrücken. Der bereits zitierte krebskranke Journalist Tiziano Terzani, der sein Leben lang mit Sprache gearbeitet hat, denkt über diesen Aspekt mit Blick auf die Krebserkrankung nach:

„Die Sprache, die diese Krankheit umgibt, ist ja eindeutig eine Kriegssprache, die ich selbst auch anfangs benutzt hatte. Der Tumor ist ein ‚Feind‘, den es zu ‚bekämpfen‘ gilt, die Therapie eine ‚Waffe‘, jede Phase der Behandlung eine ‚Schlacht‘. Die Krankheit wird stets als etwas Äußerliches gesehen, das in uns eindringt und uns Ärger macht und deswegen vernichtet werden muss, eliminiert, vertrieben. Bereits nach einigen Wochen des Umgangs mit der Krebserkrankung begann mir diese Einstellung zu missfallen … Durch das erzwungene Zusammensein sah ich den Tumor immer mehr als inneren ‚Besucher‘, der zunehmend ein Teil von mir wurde … Anstatt auf diesen Krebs in all seinen Inkarnationen loszugehen, war mir eher danach, mit ihm zu reden, mich mit ihm anzufreunden.“[18]

Die Bilder, die wir für Krankheiten verwenden („Strafe“, „Kriegsgegner“, „Feind“, „Herausforderung“, „Störung“, „Verlust“, „Prüfung“, „Flucht“ etc.) lassen tief blicken. Es ist nicht unwichtig, sich zu fragen, wie wir uns sprachlich an Krankheiten annähern. Es ist auch interessant zu fragen, welche subjektiven „Krankheitstheorien“ wir verfolgen.[19] Die Frage, wie wir über etwas und auch mit jemandem sprechen, ist eine ethische Frage. Diesen Handlungsspielraum der Sprache und der Einstellung haben wir auch im Umgang mit Schicksalhaftem.

Die fünf Fragen der Ethik

Man kann auch sagen, Ethik denkt systematisch über fünf Fragen nach:
- Was ist ein guter Mensch? (Was macht einen guten Charakter aus?)
- Welche Handlungen beziehungsweise Handlungstypen sind gut?
- Was ist ein in einem ethischen Sinn gutes Leben?
- Was ist eine „gute Institution“?
- Was ist eine „gute Entscheidung“?

Wir werden uns im nächsten Abschnitt auch mit der „guten Institution" und im letzten Abschnitt auch mit der „guten Entscheidung" beschäftigen. An dieser Stelle ist der Hinweis wichtig, dass bei aller Betonung der Bedeutung von Prinzipien die handelnde und leidende Person nicht umhin kommt, sich als ganzer Mensch in eine Situation einzubringen. Mit anderen Worten: Unseren Charakter tragen wir stets mit uns, den nehmen wir überallhin mit, und gerade im Krankenhaus, wo viele Menschen unter erschwerten Bedingungen auf beengtem Raum Tag und Nacht miteinander verbringen müssen, zeigen sich charakterliche Herausforderungen. Eine Mitarbeiterin auf einer Intensivstation erläuterte in einem Interview:

> „Der Kontakt ist extrem nah, ich bin mehr als über den gesunden Abstand beim Patienten … durch die ganzen Kabeln, die ich gleich am Anfang kontrollieren muss, das ist alles im Intimbereich vom Patienten … das ist ständiger Körperkontakt, da ist extreme Nähe da … das ist auch generell ein Thema, dass man zumindest ein bisschen die Privatsphäre wahrt, wobei man gleich beim Temperatursonden-Checken, die liegt in der Leiste … da ist der erste Blick unter die Decke … ich mach es oft mit Schmäh, das ist gleich einmal ein Abchecken, was ist das für eine Persönlichkeit, wie kann ich mit dem reden, wie komme ich zu ihm durch? … Wir haben alles, vom Magister bis zum … eigentlich kommt man schon zum Reden: ‚Wo wohnen Sie?', etc. Das gefällt ihnen, wenn sie etwas von sich selbst erzählen können. Vielleicht hat man gemeinsame Sachen, beruflich und so."

Hier zeigen sich Aspekte wie „Humor", „Gespür für den Menschen", „Gesprächsfähigkeit" (soziale und emotionale Intelligenz, Empathiefähigkeit). Humor ist die Fähigkeit, mit Unvollkommenem umzugehen, und auch die Fähigkeit, den Druck aus einer Situation zu nehmen, indem ein „Ventil" gefunden wird. Das sind Fragen der Persönlichkeit und des persönlichen Wachstums: Du nimmst deine Persönlichkeit mit. Das Überleben hängt mitunter von Kleinigkeiten ab. Der Kardiologe Thomas Meinertz erinnert sich an eine am Bett einer jungen Frau durchwachten Nacht, die wiederholt defibrilliert werden musste. Hatte der Arzt die Kraft, wach zu bleiben? „Mir war völlig klar, eine einzige Unaufmerksamkeit, ein kurzzeitiges Einschlafen meinerseits, ein technisches Versagen des Defibrillators – und alles wäre zu Ende gewesen."[20] Wieder sehen wir die Bedeutung von „Details" und „Persönlichkeit", was Gegenstand von kleinen Ethiken ist. Details und Persönlichkeit machen „Alltag" aus – und um eine „Ethik des Alltags" soll es uns gehen.

ALLTAG

Alltag ist das, was dem Leben Halt und Struktur gibt; Alltag ist die Gesamtheit der sich täglich wiederholenden Abläufe und der Inbegriff dessen, was wir als „gewöhnlich" ansehen. Die Frage: „Ist heute etwas Besonderes vorgefallen?", zielt auf Außeralltägliches ab. Alltag aber hat mit Normalität, Erwartbarkeit, Vorhersagbarkeit, verlässlicher Wiederholung zu tun. Die individuelle „Alltagstauglichkeit" wiederum sagt viel über seelische und soziale Gesundheit aus, über das Vermögen, das Leben mit seinen Anforderungen zu bewältigen.

In der sozialen Welt gibt es das Phänomen der „erschöpften Familien"; es handelt sich dabei um Familienkonstellationen, die dem Alltag nicht mehr gewachsen sind: Eltern, die keine Post mehr öffnen, Eltern, die die Kinder nicht mehr in die Schule schicken, Eltern, die lethargisch geworden sind und den Kindern keine Fürsorgehaltung mehr entgegenbringen. In erschöpften Familien kann der Haushalt nicht mehr geführt werden. Aus diesem Grund haben Hilfsorganisationen Programme zur Unterstützung von erschöpften Familien in der Haushaltsführung entwickelt, dabei geht es um vermeintlich triviale Dinge wie das Putzen von Badezimmer und Toilette, die Entsorgung von Müll, das Erledigen von Einkäufen, die Ordnung im Haus. Diese elementaren Aspekte der Lebensbewältigung prägen den Alltag.

Gerade in einer „entrhythmisierten" Zeit, die hohes Tempo und große Flexibilität abverlangt, ist der Alltag auf vielfache Weise bedroht. Damit geht viel an Lebenssicherheit verloren. Die deutsche Philosophin Hannah Arendt hat den alltäglichen Lebensvollzügen, die viel mit „Arbeit" zu tun haben, besondere Aufmerksamkeit geschenkt und deren strukturierende Kraft hervorgehoben. Die ungarische Soziologin Agnes Heller hat den Zusammenhang zwischen Alltag und Kreativität beziehungsweise Fortschritt betont.[21] Heller war in ihrem Denken von der Überzeugung geleitet, dass die großen Leistungen einer Kultur aus Herausforderungen, Problemen, Konflikten und Bedürfnissen des täglichen Lebens herrühren. Auch Alltag und die Bewältigung des Alltags strukturieren somit maßgeblich unser Leben.

Alltag im Krankenhaus

Fragen von „Alltag", der Aufbau von Strukturen von Regelmäßigkeit, spielen auch in einem Krankenhaus eine entscheidende Rolle. Beispielsweise sind Kinder, die für einen längeren Krankenhausaufenthalt aus ihrer vertrauten Umgebung herausgerissen werden, traumatisiert und auf die Errichtung eines „Schutzraums" angewiesen, der innere und äußere Sicherheit bietet. Bezugspersonen und die Etablierung eines Alltags sind hier wichtige Schritte zum Aufbau eines solchen Schutzraums.[22] Gerade in Zeiten der Verunsicherung (der Körper lässt aus, die Institution ist fremd, die Zukunft ist ungewiss) geben Alltagsstrukturen als Pfeiler der Verlässlichkeit und Wiedererkennbarkeit Stütze und Halt. Man könnte auch sagen: Alltag zu etablieren – nicht zuletzt über stabile Bezugspersonen – ist wichtiger Teil einer Ethik des Krankenhausalltags.

Gleichzeitig gehört zu einer „Ethik des Alltags" auch die hilfreiche Unterbrechung des Alltags. Viele Patient/inn/en erleben den Alltag als „lang" und „langweilig". Im oft eintönigen Tagesablauf empfinden sie die Zeit, die andere Menschen ihnen bewusst zur Verfügung stellen und mit ihnen verbringen, als besonders wertvoll. Insbesondere die Zeit während der Besuche von Freunden und Verwandten (von sogenannten „intimates") gilt als kostbar, was sich darin zeigt, dass Patient/inn/en versuchen, diese Zeit ganz bewusst zu verbringen.[23] Diese Momente des Austauschs und der Begegnung mit anderen – zum Teil finden sie auch zwischen den Patient/inn/en statt – bewirken nach einigen Erfahrungsberichten ein „schnelles Verstreichen der Zeit", das im Gegensatz zur Trägheit und Schwere

MENSCH BLEIBEN IM KRANKENHAUS

des üblichen Krankenhausalltags steht. Für Patienten, die ans Bett gefesselt sind und darüber hinaus wenig Besuch von Angehörigen erhalten, ist es naturgemäß am schwersten, die erwähnten Momente der Abwechslung zu erleben.

Hier ist die Frage nach der kreativen Alltagsdurchbrechung, nach Feierkultur und Ausnahmeregelungen zu stellen. Peter von Matt hat in seiner Rede zur Eröffnung der Salzburger Festspiele 2012 die Bedeutung von „Freiheit" und „Überfluss" für das Fest hervorgehoben. Menschliches Leben findet dort statt, wo auch Alltag unterbrochen und gefeiert werden kann. Es war Aristoteles, der auf die Bedeutung dieser Freiheit hingewiesen hat: „Überall den Nutzen zu suchen, passt nicht für den Hochgemuten und für den Freien."[24] Nach einem Gedanken von Matthew Fox ist es ein Zeichen von Gemeinschaftskultur, wenn Menschen miteinander feiern können. Oder anders gesagt: Man erfährt viel über eine Gemeinschaft, wenn man den Blick darauf richtet, wie sie den Alltag gestaltet, aber auch durchbricht.

Eine Ethik für den Krankenhausalltag wird sich deswegen auch die Frage nach „Ausnahmen von Regelungen" stellen. Ein Beispiel:

> „Die Nachtschwester hat sich daran gewöhnt, dass in meinem Zimmer meist das Licht brennt. Sie kommt auf ihren Runden stets auf einen Sprung herein, und während sie die Leintücher strafft und die Kissen aufschüttelt, plaudern wir ein wenig über das Buch, in dem ich gerade lese, oder über die Gedanken, die einem so kommen, wenn einen der Schlaf flieht. Doch die Gespräche bleiben meist nur Fragmente, weil nach kurzer Zeit schon die rote Suchlampe zu blinken beginnt. Dann huscht meine Gesprächspartnerin, eine Entschuldigung murmelnd, eilends in den stillen Korridor hinaus, um einem anderen Patienten auf der Abteilung Hilfe zu bringen. Dennoch freuen mich diese nächtlichen Visiten. Sie unterbrechen die Stille der langen Stunden und sind echte menschliche Begegnungen."[25]

Es geht also um Alltag mit seiner Verlässlichkeit und seinem Schutz und auch um die Durchbrechung und Unterbrechung dieses Alltags.

Nun stehen wir vor der Aufgabe, allgemeines ethisches Nachdenken mit den Herausforderungen des Alltags zusammenzubringen. Ethisches Nachdenken über gutes Leben stellt eine Fundamentalfrage: Worum soll es überhaupt gehen, wenn wir über „gutes Leben" nachdenken? An welchen Punkten sollen wir uns orientieren? Welche „moralischen Güter" sollen geschützt werden? Sie machen „gutes Leben" in einem ethischen Sinn erst möglich. Die Menschenrechtskataloge beispielsweise enthalten eine Vielzahl von direkten wie indirekten Aussagen über moralische Güter. Woran sollen wir uns halten? Oder auch: Welche moralischen Güter sollen im Krankenhausalltag hergestellt werden? Ich möchte im Folgenden drei nennen, an denen wir uns im Krankenhausalltag orientieren sollten:

- Menschenwürde und Selbstachtung,
- Gemeinschaftsordnung,
- Menschlichkeit.

Menschlichkeit im Beruf leben

Am ausführlichsten will ich mich dem ersten Punkt „Menschenwürde und Selbstachtung" zuwenden. Bevor dies diskutiert wird, einige Bemerkungen zu „Gemeinschaftsordnung" und „Menschlichkeit". „Menschlichkeit" ist die Fähigkeit, den Menschen als Menschen zu sehen. Susan Spencer-Wendel erinnert in ihrer eigenen Krankheitsgeschichte an den Unterschied von „technischer Perfektion" und „Menschlichkeit": Nach ihrer ALS-Diagnose wurde sie in eine auf ALS spezialisierte Klinik in Miami aufgenommen. Eine Messung nach der anderen wurde durchgeführt, ein Kurzgespräch folgte dem anderen, Spezialistinnen und Spezialisten aus verschiedenen Disziplinen begutachteten sie. Es war technisch perfekt, nur … „This was a cattle call, not treatment", „Sie messen mich zu Tode"[26] … Susan Spencer-Wendel setzte keinen Fuß mehr über die Schwelle dieses hoch angesehenen und bestausgestatteten Krankenhauses. Es fehlt an Menschlichkeit, an jenem Blick auf den besonderen Menschen als besonderen Menschen.

„Menschlichkeit" ist auch die Fähigkeit, nicht in die Falle der „Menschenblindheit" zu tappen, die der israelische Philosoph

Avishai Margalit beschrieben hat.[27] Menschenblindheit ist die Unfähigkeit, Menschen als Menschen zu sehen, und zeigt sich darin, dass Menschen wie Objekte behandelt werden. Anna Sam hat in der Schilderung ihrer mehrjährigen Erfahrungen als Kassiererin in einem Supermarkt die Dynamik beschrieben, selbst wie eine Sache, wie ein Gegenstand behandelt worden zu sein.[28] Sie identifiziert die Kundinnen und Kunden als die größte Belastung und als Eintrittsstelle für Erniedrigung in diesem Beruf. Sie hat als Supermarktkassiererin die Menschenblindheit der Kundinnen und Kunden beschrieben, die die Interaktion mit der Kassiererin in vielen Fällen ohne Blickkontakt abwickelten. Die Dame an der Kassa wird zum Teil des Objekts „Kassa" und nicht mehr als Mensch wahrgenommen.

„Menschlichkeit" ist eine Kultur, die den besonderen Menschen noch als besonderen Menschen sehen lässt. In einem Krankenhaus bedeutet dies etwa, dass ein Patient nicht nur ein Mensch mit Gesundheitsproblemen ist, sondern auch eine unverwechselbare Person mit einzigartigen Eigenschaften, dass eine Patientin nicht nur eine Kostenstelle ist, sondern auch ein Mensch mit Innenleben und Geschichte. Realistischerweise ist es im Alltag des Krankenhauses nicht immer und überall möglich, den ganz besonderen Menschen zu sehen, aber es mag hilfreich sein, dann und wann innezuhalten und sich vor Augen zu führen: Wir haben es mit Menschen zu tun! Dies gilt auch für die Sichtweise von Patient/inn/en, die das pflegende und ärztliche Personal als Menschen und nicht bloß als „Leistungserbringer/innen" einstufen sollten. Auch Patient/inn/en sollten sich vergegenwärtigen: Hier arbeiten Menschen!

Ina Yalof erzählt ein berührendes Beispiel von Menschlichkeit aus dem „Columbia Presbyterian Medical Center" in New York. Eine offensichtlich unter massiven Herzproblemen leidende Frau schleppte sich, ihre kleine Enkeltochter auf dem Arm, ins Krankenhaus und wurde sofort notversorgt. Das kleine Mädchen blieb im Warteraum sitzen, wurde immer ungeduldiger und fragte schließlich den anwesenden Sicherheitsbediensteten: „Meine Oma hat mir versprochen, mir etwas von McDonald's zu kaufen. Können Sie bitte hineingehen und ihr sagen, dass sie endlich kommen soll?" Der Mann ging zu einem durch einen Vorhang abgetrennten Bereich, spähte hinein und sah, wie Ärzte und Schwestern fieberhaft an der Dame arbeiteten. Er zögerte, ging zurück zum Wartebereich, kniete sich vor dem Mädchen hin, dass er auf Augenhöhe mit ihr war, griff in die Tasche und holte eine Handvoll Münzen hervor, gab sie dem Mädchen und sagte: „Deine Oma will, dass du da hinten in der Cafeteria etwas zu essen für dich besorgst. Und dann kommst du gleich wieder zurück und wartest hier auf sie."[29] Das ist ein Zeichen von Menschlichkeit. Hier wurde ernstgenommen, dass wir es in einem Krankenhaus mit Menschen zu tun haben, die ein- und ausgehen.

Jede Gemeinschaft braucht Ordnung

Das moralische Gut der Gemeinschaftsordnung bezieht sich auf die Idee, dass ein Krankenhaus nach bestimmten Regeln abläuft, um „auf Dauer und im Ganzen" gut funktionieren zu können. Ein Krankenhaus braucht Ordnung. Diese Ordnung ist im Interesse des Ganzen zu schützen; es kann nicht sein, dass eine Patientin eine ganze Abteilung „in Geiselhaft" nimmt oder dass ein Patient ein Mehrbettzimmer rücksichtslos dominiert. Florian Teeg beschreibt einen Patienten, der Schmerzen hatte und ein Schmerzmittel verlangte – unter Umgehung aller Prozeduren: „Ich bring dich gleich um, du Idiot, wenn du mir nicht gleich was gibst! Gibt es denn in diesem Krankenhaus nirgends einen richtigen Arzt?"[30] Es war derselbe Patient, der die Mitpatienten in seinem Zimmer tyrannisierte und das Personal durch ständige Sonderwünsche irritierte. Hier gilt der Hinweis auf die Notwendigkeit einer für alle verbindlichen Ordnung im Sinne der Sicherung des Ganzen, ein Hinweis, der auf möglichst alltagstaugliche Weise umgesetzt werden sollte. Erinnern wir uns an John Rawls: Auf welche Art von Krankenhaus würden wir uns verständigen, wenn wir unter einem Schleier des Nichtwissens zusammenkämen?

Neben der Verpflichtung auf größtmögliche Freiheiten wird wohl auch die Idee einleuchten, dass ein Krankenhaus seinen Auftrag bestmöglich erfüllen können muss. Und dieser Auftrag hat Aspekte, die eine Gemeinschaft als Ganze berühren. Menschen sind als soziale Wesen auf eine Sozialstruktur angewiesen, die mindestens

Sicherheit und in einem anspruchsvolleren Sinn Zugang zu eigenen Fähigkeiten ermöglicht. Man könnte unter gesellschaftlicher Wohlordnung die Strukturiertheit eines Gemeinwesens verstehen, das von drei Eigenschaften getragen ist:

- Es weist ein Regelwerk mit Stabilität und Spielraum auf,
- es ist identifizierbar und weist die Fähigkeit zur lokalen Verdichtung auf,
- es ermöglicht Zugang zu Quellen von Selbstachtung.

Diese drei Eigenschaften ergeben sich aus folgenden Überlegungen: Ohne Regelwerk, das der Verhaltensabstimmung dient, kann eine Gemeinschaft nicht überleben; ohne die Anpassung des Regelwerks an besondere und lokale Gegebenheiten geht es ins Leere – gerade deswegen sind Überlegungen in Richtung einer „kleinen Ethik für den Krankenhausalltag" sinnvoll. Und: Selbstachtung wird als entscheidendes Gut identifiziert, das wir im Krankenhaus, wo wir es mit besonders verwundbaren Menschen zu tun haben, schützen wollen. Das bringt uns zum nächsten Punkt.

Die Selbstachtung

Das vielleicht entscheidende moralische Gut, das im Alltag eines Krankenhauses zu schützen ist, ist das Gut der Selbstachtung. Selbstachtung stellt im Kontext eines Krankenhauses ein gefährdetes Gut dar. Eine Sozialarbeiterin sagte im Interview:

> „Manche regredieren regelrecht und … nehmen alles hin, was passiert. Sie übernehmen nicht mehr die Verantwortung für das, was passiert … sie fragen nicht nach. Viele fühlen sich sehr ohnmächtig … Sehr wenige trauen sich, nachzufragen … und manche fallen dadurch auf und werden unbequem … diese Abläufe im Krankenhaus …das stresst sie wahnsinnig."

Durch Regression und Resignation wird Selbstachtung nicht gerade gefördert. Gerade auch aus diesem Grund wird man die Verantwortung der Patient/inn/en betonen. Ebenso entscheidend sind

Möglichkeiten der Selbstgestaltung und die Schaffung bestimmter Schutzzonen. Das wichtige Wort, das in diesem Zusammenhang gerne genannt wird, um ethische Ziele zu formulieren, ist der Begriff der Menschenwürde. Ein Krankenhaus ist so zu gestalten, dass es Respekt vor der Würde des Menschen ausdrückt. Der Begriff der Würde schillert allerdings zwischen drei Bedeutungen: „würdig sein" (Fest, Würdenträger, Kleidung); Würde im Sinne von sozialer „Ehre" (die wiederum abgestuft und verwirkbar ist) und schließlich Würde im Sinne von „Menschenwürde" (die nach unserem Verständnis unveräußerlich und für alle Menschen immer gleich ist).

In der Alltagssprache wird „Menschenwürde" häufig als eine Form der besonderen „Ehre" aufgefasst, was aber gefährlich ist, weil es im Unterschied zur sozialen Ehre für die Menschenwürde charakteristisch ist, dass sie nicht sozial abgestuft ist. So muss immer wieder daran erinnert werden, dass Würde eben nicht „Ehre" ist, sondern tiefer geht. Das macht den Begriff etwas sperrig. Der Begriff der Menschenwürde ist auch deswegen sperrig, weil er so „pompös" klingt, bei feierlichen Anlässen bemüht wird und wir nicht wirklich wissen, was wir mit dem Begriff im Alltag anfangen sollen.

Against all odds

Ich möchte drei Vorschläge für eine ethische Selbstvergewisserung machen. Erstens sollte der Umgang mit Menschen unter widrigen Umständen als Lackmustest für Menschenwürde angesehen werden (nennen wir das „decency in adversity"), also die Frage, ob Menschen auch unter erschwerten Rahmenbedingungen anständig behandelt werden. Man wird also mit besonderer Sensibilität auf solche widrige Umstände achten, zum Beispiel im Umgang mit Menschen, die nicht Deutsch als Muttersprache haben, im Umgang mit Menschen, deren Geisteskraft stark eingeschränkt ist, im Umgang mit Menschen, die als Wohnungslose zu den schwächsten Mitgliedern einer Gesellschaft zählen. Ethisch sensibel ist ein Kontext dann, wenn er die Würde jeder beteiligten Person in den Mittelpunkt rückt, insbesondere die Würde derjenigen, die darin besonders verletzbar sind. Ethik zeichnet sich also durch eine besondere Option für die „schwächere" Partei aus. Ethisch handeln heißt also mit Blick auf den Respekt vor der Würde gerade auf den Umgang mit den verwundbarsten Mitgliedern einer Gesellschaft zu achten.

Menschenwürde und Intimsphäre

Zweitens möchte ich vorschlagen, in elementaren Lebensvollzügen (Gestaltung von Zeit und Raum, Schlafen, Essen und Trinken, Waschen, Ausscheiden) sensible Stellen, an denen Entwürdigung auftreten kann, zu sehen. Gerade für eine kleine Ethik des Krankenhausalltags ist diese Frage eine Einladung, sich Gedanken darüber zu machen, wie solche Abläufe möglichst würdesichernd gestaltet werden können – hier stellen sich konkrete Fragen wie: In welchen Abständen wird in einem Mehrbettzimmer die gemeinsame Toilette gereinigt? Wie kann man die Geräuschs- und Geruchsbelästigung von Mitpatient/inn/en durch die Toilettenbenutzung (was gleichzeitig für viele eine Hemmschwelle beim Ausscheiden ist) reduzieren? Wie kann guter Schlaf in einem Krankenhaus gesichert werden?

Dass wir es hier mit einem sensiblen Bereich zu tun haben, ist nicht von der Hand zu weisen. Menschen schlafen in der Regel in einem Krankenhaus nicht so gut wie daheim: „Schlaf" ist im Krankenhaus ein heikles Thema. Das betrifft das Personal, bei dem guter Schlaf durch häufige Nachtschichten, durch Überarbeitung und Stress zur Mangelware werden kann. Das betrifft aber auch den Ort des Krankenhauses selbst: Im Rahmen des Krankenhausbetriebs ist es fast zwangsläufig so, dass auch in der Nacht keine vollständige Ruhe garantiert werden kann. Eine Metastudie[31] untersuchte die Schlafqualität auf Intensivstationen und getestete Methoden zur Verbesserung der Schlafqualität. Sie schließt, dass die Schlafqualität vieler Patient/inn/en im Krankenhaus eher schlecht ist, dass aber verschiedene Formen der Intervention möglich sind. Diese reichen von Ohrstöpsel, der Vermeidung von lauten Geräuschen durch das Personal bis hin zu einer besseren Isolierung der Zimmer und Türen. Hier gibt es also Handlungsspielräume.

Neben dem Schlafen stellt auch das Essen als elementarer Vollzug eine Herausforderung dar: Häufig wird das Essen als Einschränkung empfunden, weil die Wahlmöglichkeiten natürlich begrenzt sind. Dazu kommt, dass die Mahlzeiten ein besonderes Gewicht in einer für Patient/inn/en „geschrumpften" Welt bekommen – wenn der Handlungsradius klein geworden ist, werden solche regelmäßigen Ereignisse zu Höhepunkten. Das Essen ist auch insofern ein besonderes Thema, als sich hier alle zu Recht zuständig und urteilsberechtigt fühlen: Selbst wenn ich nicht das Niveau meiner medizinischen Behandlung treffsicher beurteilen kann, kann ich doch mit Autorität sagen, ob mir mein Essen schmeckt. In den Worten David Wagners: „Sich über das Essen zu beklagen gehört zur Krankenhausfolklore."[32] Hier hat man einen Bereich, in dem man sich kompetent artikulieren kann. Gleichzeitig ergibt das natürlich auch ein Gesprächsthema für die häufig schwierigen Krankenhausbesuche.

Einer der delikatesten Punkte der Krankenhausethik in Bezug auf elementare Vollzüge betrifft das Ausscheiden. Wir haben es hier mit einer alltäglichen, allen bekannten und intimen Handlung zu tun; eine Handlung, die vielfach auch im Rahmen von intimen Familienbeziehungen im geschützten Raum allein und in Ruhe vollzogen werden will. Besonders für Patient/inn/en, die nicht selbstständig auf die Toilette gehen oder diese aus medizinischen Gründen nicht benützen können, und auch für Patient/inn/en in einem Mehrbettzimmer ist dieses Thema problematisch.

> „Ich lasse mir den Topf bringen und setze mich selbst drauf, das ist mir furchtbar peinlich. Ich versuche es bestimmt eine Stunde lang. […] Ich rede mir selbst gut zu. ‚Stell dich nicht so an, andere können das auch.' Es geht einfach nicht. Mir ist zum Heulen."[33]

Dieser Hinweis auf die belastenden Bedingungen findet sich auch in einem Interview mit einer Krankenschwester wieder:

> „Generell ist blöd, dass sie meistens zu zweit im Zimmer liegen … es kommt oft vor, dass Männchen und Weibchen in einem

Zimmer liegen … es ist ein Vorhang dazwischen, aber mehr auch nicht. Du hörst jedes Geräusch … generell ist die Intimsphäre schwierig, vor anderen Patienten sowie auch vor mir … Unangenehm ist ihnen auch teilweise die Hilflosigkeit, wobei ich da auch mit ihnen darüber rede und sage: ‚Das ist halt so, ich übernehme das jetzt für Sie‘, weil beim Waschen ist es ja oft so, die können außer dem Gesicht nicht viel waschen, weil sie teilweise zu fertig sind beziehungsweise wegen den ganzen Sachen gar nicht wirklich können. 99 Prozent der Patienten wasche ich.“

Hier kann konkret an einer Ethik des Alltags gebaut werden – was kann getan werden, um diese elementaren Lebensvollzüge menschenwürdig, möglichst menschengerecht, menschengemäß und menschenfreundlich zu gestalten? Ein Hinweis am Rande: Humor hilft! Bischofberger erzählt aus Sicht einer Krankenschwester:

„(…) Er wollte sich sogleich wieder bei uns für den unangenehmen Geruch entschuldigen, aber meine erfahrene Kollegin ließ ihn gar nicht erst zu Wort kommen, sondern sie meinte spontan: ‚Machen Sie sich mal keine Sorgen, den Geruch kriegen wir gleich wieder aus dem Zimmer raus. Und wissen Sie, ich arbeite nun schon sehr lange in meinem Beruf, aber ich habe noch nie jemanden gepflegt, der Parfum scheißt.‘ Herr Müller blickte sie zunächst verdutzt an. Aber sofort hellte sich sein Gesicht auf und er begann herzhaft zu lachen. Eine für ihn unangenehme Situation hatte sich völlig unerwartet entschärft. Er wirkte sehr erleichtert. Derselbe Spruch war auch bei späteren ‚Aktionen auf dem Thron‘ eine wertvolle Hilfe (…)“[34]

Menschenwürde und Selbstachtung

Drittens möchte ich vorschlagen, dass der Begriff der Menschenwürde mit dem Begriff der Selbstachtung verbunden wird. „Selbstachtung“ drückt eine grundsätzliche Haltung mir gegenüber aus und spricht die Achtung an, die ich mir aufgrund meines Menschseins schulde. Selbstachtung ist eine Form des Respekts.

S. D. Hudson hat in einer bekannten Differenzierung vier Formen von Respekt unterschieden:[35]

- „Evaluativen Respekt", der mit „Bewunderung" oder „Anerkennung von Leistung" zu tun hat und erworben wird; eine Form des Respekts, die mit „Einschätzung" zu tun hat;
- „Hindernisrespekt", der eine rücksichtnehmende Haltung gegenüber einem Gegenstand oder einer Person ausdrückt im Wissen, dass ohne entsprechende Rücksicht das Erreichen von Zielen verhindert werden kann. Diese Form des Respekts hat damit zu tun, etwas beziehungsweise jemanden ernst zu nehmen;
- „direktiver Respekt", der sich darin äußert, dass man Regeln und Abmachungen ehrt,
- „institutionellen Respekt", der sich darin äußert, dass man Institutionen und deren Repräsentant/inn/en durch entsprechendes Verhalten würdigt. Diese Form des Respekts drückt eine Anerkennung von sozialer „Ehre" und sozialer „Bedeutung" aus.

Wenn wir davon ausgehen, dass diese vier Formen von Respekt auch für die Diskussion des Begriffs der Selbstachtung relevant sind, und wenn wir sie nun auf den Begriff der Selbstachtung übertragen, könnten wir Folgendes festhalten:

Selbstachtung kann verbunden werden mit der Fähigkeit zur Selbsteinschätzung, also eigene Fähigkeiten und Leistungen zu sehen und zu würdigen.

Das wird dort erschwert, wo Menschen keinen Sinn für eigene Fähigkeiten entwickeln oder erbrachte Leistungen nicht entsprechend einschätzen können. Für ein Krankenhaus kann dies etwa die Frage bedeuten: Welche Handlungen kann ein/e Patient/in selbst vollbringen? Wird die „Eigenarbeitsfähigkeit" der Patienten ernst genommen – das, was man auch „salutogenetische Eigenarbeit" nennt? Wie viel wird der Patientin im Krankenhausalltag aus Gründen der Bequemlichkeit und Effizienz abgenommen, obwohl es die Patientin, wenn auch vielleicht mit höherem Zeitaufwand, selbst erledigen könnte? Inwieweit wird, um ein gewichtiges Wort zu ver-

MENSCH BLEIBEN IM KRANKENHAUS

wenden, „die salutogenetische Eigenarbeit" der Patient/inn/en ernst genommen, eingefordert und unterstützt? Wie ernst wird die subjektive Gesundheits- und Krankheitswahrnehmung der Patient/inn/en genommen? Wie sehr kann auch ein Krankenhausaufenthalt zur Ausbildung neuer Fähigkeiten genutzt werden?

Selbstachtung kann verbunden werden mit der Idee, sich selbst als ernst zu nehmendes Subjekt zu würdigen, das anderen als „Hindernis" in den Handlungsweg treten kann.

Anders gesagt: Wenn ich mich selbst achte, nehme ich mich als Quelle von Ansprüchen, die an andere herangetragen werden und von ihnen Rücksichtnahme mir gegenüber abverlangen, wahr und ernst. Im Krankenhaus bedeutet dies, dass Patient/inn/en um ihre Rechte wissen, nicht alles unhinterfragt akzeptieren, auch Rückfragen stellen. Natürlich besteht in einem Krankenhauskontext die Möglichkeit, dass Patient/inn/en „herumgeschubst" werden, ohne dass sie als relevantes „Hindernis", auf das Rücksicht zu nehmen wäre, wahrgenommen werden. Das hat auch mit der erhöhten Verwundbarkeit zu tun. Reduzierter Gestaltungsspielraum und erhöhte Verwundbarkeit unterminieren die Möglichkeit von Selbstachtung als „Hindernis"-Selbstrespekt. Das ist in einem Krankenhaus nicht von der Hand zu weisen.

Selbstachtung kann als direktiver Selbstrespekt auftreten, als eine Form des „Ehrens von Abmachungen oder Regeln".

Wenn man den Umgang zwischen Personal und Patient/in als Abmachung sieht, dann ist klar, dass Selbstachtung durchaus damit zu tun hat, den jeweils eigenen Teil der Abmachungen zu halten, also auch Pflichten anzuerkennen. Auf das Thema der Patient/inn/en-Pflichten werden wir noch zurückkommen. Weiters sind die Möglichkeiten, „Verträge mit sich selbst zu schließen", sich selbst „Gesetze zu geben", Kern des Gedankens von Autonomie in einem Kant'schen Verständnis.

Eine Patientin kann sich etwa vornehmen, in Würde mit der Krankheit umzugehen. Sie kann sich selbst das Gesetz geben, solange es möglich ist, sich Gesetze geben zu wollen. Das war der Entschluss von Ruth Picardie, einer jungen Engländerin, die in den 1990er-Jahren an Krebs starb und die sich vorgenommen hatte, die letzten Monate mit Würde und Lebensfreude zu leben. Ähnliches hat sich Susan Spencer-Wendel vorgenommen, die mit ALS diagnostiziert wurde und das voraussichtlich letzte Jahr, in dem sie sich bewegen konnte, intensiv für Reisen und Begegnungen nutzen wollte.[36] Krankheit gefährdet diesen „Bestimmungs-Aspekt" von Selbstachtung, weil kranke Menschen aufgrund der Ungewissheit ihrer Krankheitsentwicklung Schwierigkeiten haben, Versprechen abzugeben („An deinem Geburtstag bin ich wieder zu Hause", oder: „Ich werde mit dir nach Rom fahren"). Ähnlich können auch die behandelnden Frauen und Männer nur bedingt Versprechen abgeben („Ich verspreche Ihnen, dass die Operation gut gehen wird"; „Ich verspreche Ihnen, dass Sie Weihnachten mit Ihrer Familie daheim feiern werden"). Auch hier sieht man, wie Selbstachtung in einem Krankenhaus ein gefährdetes Gut darstellt.

Selbstachtung kann viertens als „institutioneller Selbstrespekt" auftreten.
    Damit ist die Zugehörigkeit zu einer überindividuellen Einrichtung ausgedrückt – in diesem Fall jene zur „Menschheitsfamilie". Jeder Mensch, so könnte man sagen, „repräsentiert" Menschsein auf eine je besondere Weise. Mit dem Menschsein ist die angesprochene Idee der Menschenwürde verbunden. Selbstachtung wird dort unterminiert, wo Menschen nicht als vollwertige Mitglieder der Menschheitsfamilie angesehen und behandelt werden. Hier kann es verschiedene Formen der Diskriminierung geben, Sexismus, Rassismus, Herabwertung aufgrund des Lebensalters oder der religiösen Zuordnung. Der Punkt, an dem eine Erosion von Selbstachtung in diesem Sinne festgemacht werden kann, könnte die Erniedrigung sein. Auf diesen Begriff werden wir gleich zurückkommen.

Selbstachtung: ein gefährdetes Gut im Krankenhausalltag

Im Krankenhaus, wie wir im nächsten Abschnitt sehen werden, gibt es eine Reihe von möglichen Nährböden für Demütigung und Erniedrigung. Birgit Heimerl beschreibt Krankenhäuser als „Brutstätten und Austragungsorte peinlicher Situationen."[37] Hier steht immer wieder die Selbstachtung auf dem Spiel. Selbstachtung ist in einem Krankenhaus für alle Beteiligten ein moralischer Auftrag, gerade auch im Alltag, in dem sich Kulturen der Selbstachtung handfest zeigen. Dabei sind die Anerkennung als besonderer Mensch, die Gestaltungs- und Handlungsmöglichkeiten, die Anerkennung als Mitglied der Menschheitsfamilie die entscheidenden Quellen von Selbstachtung, die bestmöglich zu schützen sind. So kann man mithilfe des Begriffs der Selbstachtung den Begriff der Würde „operationalisieren", also greifbarer machen und in Handlungen übersetzen. Es lassen sich wenigstens drei solche Bedingungen unterscheiden: symbolische, soziale und materielle Bedingungen der Möglichkeit von Selbstachtung. Diese können durch andere maßgeblich unterstützt werden.

Symbolische Bedingungen sind zum Beispiel Gesten, Worte und Taten der persönlichen Zuwendung und solche, in denen das Individuum in den Mittelpunkt gestellt wird. Einem Patienten zum Geburtstag zu gratulieren ist beispielsweise ein Akt, der dies unterstützt. Soziale Bedingungen sind solche der Mitbestimmung und der Information, der Kommunikation und der Interaktion mit anderen. In einem Krankenhaus hat das sehr viel mit „Informiertheit" zu tun – weiß die Patientin, was im Laufe des Tages geschieht? Wurde der Patient über die einzelnen Diagnose- beziehungsweise Behandlungsschritte informiert? Materielle Bedingungen wiederum sind die Versorgung mit den Mitteln und Möglichkeiten, legitime Bedürfnisse zu befriedigen sowie die Gestaltung der äußeren Bedingungen nach Maßgabe des Möglichen. Das kann sich auch in Kleinigkeiten ausdrücken, am Beispiel eines Hinweises einer Krankenhausangestellten: „Ich möchte nicht im Krankenbett am Krankenhausareal herumgeschoben werden, in meinem Nachthemd, in meinem Bett … was man tagtäglich sieht."

Auf diese Weise kann man mit den Hinweisen auf „Alltagsstruktur, „Durchbrechung und Unterbrechung des Alltags", „Menschlichkeit", „Gemeinschaftsordnung" und „Selbstachtung" mit besonderem Blick auf elementare Lebensvollzüge und die besondere Aufmerksamkeit auf die schwächsten Mitglieder eines Gemeinwesens Bausteine für das Projekt „Kleine Ethik im Krankenhausalltag" anführen.

EINE ZWISCHENBEMERKUNG: GESUNDHEIT ALS FÄHIG-KEITSFÄHIGKEIT

Die Grundidee eines Krankenhauses besteht darin, Fragen der Gesundheit in besonderer Weise ernst zu nehmen. Gegen diese Minimaldefinition wird wohl nichts einzuwenden sein. Was aber ist eigentlich Gesundheit? Hans Georg Gadamer, damals bereits über 90 Jahre alt, hatte in einem Beitrag „über die Verborgenheit der Gesundheit" nachgedacht.[38] Gesundheit ist unauffällig, Gesundheit ist verborgen, weil wir sie als selbstverständlich ansehen. Wir können nicht definieren, was Gesundheit ist, solange wir gesund sind, erst wenn wir krank werden, erfahren wir den Verlust von etwas, von dem wir nicht sagen können, was es eigentlich ist. Gesundheit ist „Da-Sein", In-der-Welt-Sein, Mit-den-Menschen-Sein, von den eigenen Aufgaben des Lebens tätig und freudig erfüllt sein.[39] Die Gesundheit ist das Verborgene, die Krankheit hingegen drängt sich auf; sie drängt sich auf als störend, als gefährlich, als fremd. Der kranke Mensch wird von manchen als „Fremder" beschrieben, als ein Mensch, der ein Fremdheitserlebnis durchmacht, der sich in einer für ihn fremden Welt bewegen muss, dem die gewohnte Welt fremd geworden ist und der auch anderen fremd werden kann.[40]

Dieses Gefühl des Fremdseins hat Marcel Proust sehr schön in seinem Monumentalwerk „Auf der Suche nach der verlorenen Zeit" ausgedrückt: „Erst in der Krankheit werden wir gewahr, dass wir nicht allein leben, sondern an einem aus einem verschiedenen Reich stammenden Wesen gefesselt sind."[41] In der Krankheit verändern sich die Strukturen des Selbstverständlichen, die Strukturen dessen, was wir als gegeben hinnehmen, ohne das Gegebene infrage zu stellen oder zum Thema zu machen. Dazu kommt die ungewohnte Umgebung eines Krankenhauses – Michel Foucault hat die These vertreten, dass der natürliche Ort einer Krankheit die Familie sei und dass ein Krankenhaus demgegenüber einen „künstlichen Ort", also auch einen fremden Ort, darstelle. Das vergrößert die Erfahrung des Fremden.[42] Im Falle einer Krankheit zeigt sich auch, was im Leben Halt gibt. Eine Patientin sagte in einem Interview:

„Wie ich beim Dr. [...] das Formular ausfüllen musste jetzt bei dem neuen Medikament, das ich bekomme (...), da stand ‚Hilfsmittel‘ im Formular. Da sagt er [Dr. ...]: ‚Haben Sie das ernst gemeint?‘ Da hab ich hingeschrieben: ‚Mein Mann‘. Sagt er: ‚Das können Sie gar nicht hinschreiben.‘ Hab ich gesagt: ‚Das ist aber so!‘ Das ist ganz was Wichtiges. Wenn ich mir vorstelle, ich hätte keinen Partner, wären viele Dinge für mich also ganz, ganz schwierig machbar.“[43]

In diesem Sinne sagt eine Krankheit viel über das gute Leben, über so manches, das in gesunden Zeiten „verborgen“ bleibt. Entsprechend hat Alexander Mitscherlich auch mit Alexis Carrel zwischen „natürlicher“ und „künstlicher“ Gesundheit unterschieden, Erstere versteht er als Ausgeglichenheit der körperlichen Funktionen, Letztere als „Freiheit von Krankheit“.[44] „Das Wort ‚krank‘ bedeutet ursprünglich ‚sonderbar, verdreht, krumm‘. ‚Kränkeln‘ meint wörtlich ‚sich kringeln‘, das heißt, sich vor Schmerzen krümmen.“[45] Nehmen wir von daher ein Bild: Ein Mensch, der krank ist, kann nicht aufrecht stehen und frei atmen. Gesund zu sein bedeutet: aufrecht stehen und frei atmen zu können. Das ist eine Vorstellung von „Erlösung“ und „Heil“, was ja mit der Rede von „Gesundheit“ verbunden ist. Ein gutes Leben ist ein Leben, in dem Menschen nicht gekrümmt sein müssen – etwa durch Druck oder Erniedrigung.

In einem Krankenhaus wird diese Frage: „Was gehört zum guten Leben für diese bestimmte Person?“, für den Heilungsverlauf wie auch für das Krankheitsverständnis wichtig sein. Sind es Bücher? Ist es das Gefühl, etwas Wichtiges und Sinnvolles mit der eigenen Zeit anfangen zu können? Eine Ethik des Krankenhausalltags wird schließlich auch nicht um die fundamentale Frage: „Was bedeutet es, gesund zu sein?“, herumkommen. Es gibt bekanntlich viele verschiedene Zugangsweisen zum Gesundheitsbegriff.

Eine Reihe von Gesundheitsbegriffen geht davon aus, dass ein gesunder Mensch „Ziele“ erreichen kann, die er sich vernünftigerweise setzt, etwa das Ziel, zu Fuß zur Arbeit zu gehen, den Alltag zu bewältigen, Wanderungen zu unternehmen, problemlos essen und verdauen zu können. Hier sind „Gesundheit" und die Idee eines guten Lebens miteinander verbunden. Johannes Bircher, um ein Beispiel zu nennen, hatte Gesundheit als dynamischen Zustand des Wohlbefindens beschrieben, der durch ein Potenzial gekennzeichnet wäre, das die dem persönlichen und kulturellen Kontext entsprechenden Lebensanforderungen erfüllen lässt.[46] Hier tritt uns der Gesundheitsbegriff als kontextgebunden und dynamisch entgegen, wobei auch die je persönliche Situation eines Individuums zu berücksichtigen ist. Auch hier sehen wir einen Zusammenhang zwischen „Gesundheit" und „Lebensanforderungen" oder „Lebenszielen".

Die WHO hat in ihrer Verfassung von 1948 Gesundheit als „Zustand vollkommenen körperlichen, geistigen und sozialen Wohlbefindens und nicht allein das Fehlen von Krankheit und Gebrechen" charakterisiert, was besonders in Fragen der Gesundheitspolitik und der Gesundheitsvorsorge von Bedeutung ist. Hier wird auf die soziale und die psychische Komponente aufmerksam gemacht, die ja auch Teil eines guten Lebens sind. In der Ottawa-Charta der WHO von 1986 wird Gesundheit stark mit „Selbstbestimmung" in Zusammenhang gebracht, wenn wir lesen: „Gesundheitsförderung zielt auf einen Prozess, allen Menschen ein höheres Maß an Selbstbestimmung über ihre Gesundheit zu ermöglichen und sie damit zur Stärkung ihrer Gesundheit zu befähigen." Hier werden „Gesundheit", „gutes Leben" und „Selbstbestimmung" miteinander verbunden. Wenn wir also über Gesundheit nachdenken, sind wir gleichzeitig eingeladen, über das nachzudenken, was uns wichtig ist, was wir tun wollen, was wir von uns selbst erwarten.

„Gesundheit" ist verbunden mit der allgemeinen Lebensführung. Das kann man sich etwa dadurch vor Augen führen, dass man an die interessante Einsicht denkt, dass Mönche im Durchschnitt länger und gesünder leben, was Marc Luy seit Jahren untersucht.[47] Wichtige Faktoren, die die Gesundheit im Kloster vergleichsweise besser sein lassen, sind Gesundheitsverhalten (das Unterlassen von gesundheitsschädigendem Verhalten), ein regelmäßiger und maßvoller Lebensstil (nach einer „Regula", also nach einer Regel, die eine Lebensform prägt), eine spirituelle Lebensdimension, die innere und immaterielle Werte pflegt und insgesamt für Lebenszufriedenheit sorgt. Hier zeigt sich anschaulich, dass „Gesundheit" nicht als Teil-

aspekt des Lebens betrachtet werden kann, sondern in den Gesamtzusammenhang des Lebens und der Lebensform einzubetten ist und
nicht nur Ausdruck, sondern auch Grundlage für eine bestimmte
Lebensform ist. Für ein Krankenhaus sind diese Überlegungen dop-
pelt interessant – zum einen, weil der Hinweis auf Maß und Regelmäßigkeit, auf eine „Regula", auch hier mit dem Versuch, Alltag zu
etablieren, sehr wichtig sein kann, zum anderen weil die Betrachtung
eines Patienten oder einer Patientin hinsichtlich des Gesundheitszustandes immer auch einen Blick auf die Lebensform der betreffenden
Person verlangt. Tatsächlich sind dann das Anliegen, „gesund" zu
sein, und das Anliegen, ein gutes Leben zu führen, eng miteinander
verbunden.

Gesundheit als „Fähigkeitsfähigkeit"

Wenn der Theologe Karl Barth Gesundheit als „Kraft zum Menschsein" bestimmt und wenn die Philosophin Martha Nussbaum Gesundheit als „transzendentales Gut" ansieht, das nicht eines unter
anderen ist, sondern den Genuss und die Nutzung anderer Güter
erst ermöglicht – dann ist eine wichtige Intuition angesprochen. Gesundheit ist weniger ein Zustand oder ein Gut, sondern vielmehr die
Fähigkeit, mit Zuständen und Gütern umzugehen.

Der indische Ökonom Amayrta Sen hat einen eigenen Zugang
zum Verständnis von Armut entwickelt und Armut als „Beraubung
von Fähigkeiten" beschrieben. Menschen, die von Armut betroffen sind, haben keine Gelegenheit, ihre Fähigkeiten zu entfalten;
sie können sich nicht verwirklichen. Damit stellt er den Begriff der
„Verwirklichungschance" (englisch: capability) ins Zentrum und hat
in diesem Zusammenhang den Begriff des „commodity fetishism"
geprägt. Er drückt aus, dass viele Menschen, nicht zuletzt politische Entscheidungsträger/innen, der Versuchung erliegen, Armut
in erster Linie als Frage der verfügbaren Güter anzusehen. Armuts-
bekämpfung würde dann konsequenterweise darin bestehen, einem
Menschen Güter zu vermitteln. Nun sind Güter notwendig und die
Frage nach der einsetzbaren Gütermenge ist zweifelsohne relevant,
aber es scheint verfehlt, die Frage nach den Gütern zur zentralen

und primären Frage zu machen. Denn wichtiger als die Frage nach den Gütern, über die ein Mensch verfügt, ist die Frage nach der Beziehung, die ein Mensch zu einem bestimmten Gut aufbauen und pflegen kann. Das Gut eines Fahrrades ist für einen Menschen, der im Rollstuhl sitzt, von anderem Wert als für einen Menschen, der mit dem Fahrrad auch selbst fahren kann. Im ersten Fall kann das Fahrrad verliehen oder verkauft, als Ersatzteillager oder als psychisches Werkzeug verwendet werden, im zweiten Fall kann damit auch gefahren werden. Man stelle sich auch einen dritten Fall vor, in dem es ein Mensch aus religiösen Gründen oder aufgrund seines Verständnisses von Selbstachtung ablehnt, mit einem Fahrrad zu fahren. Es leuchtet ein: Ein und dasselbe Gut kann je unterschiedlich in Lebensentwürfe und Lebensmöglichkeiten von Menschen eingepasst werden.

Dieser Begriff des „Kommoditätsfetischismus" kann mit guten Gründen auch auf die Rede über die menschliche Gesundheit angewandt werden. Gesundheit wird in manchen Bereichen als „Konsumgut" gehandelt. Begriffe wie „commodification of the body" deuten an, dass einzelne Körperteile zu „commodities" geworden sind, die gegen Entgelt ausgetauscht oder verbessert werden können. Menschen kaufen sich eine Neugestaltung der Nase, lassen sich Fett absaugen, gehen in „Smile-Kliniken", die die Zähne weißer machen. In vielen Bereichen sind Aspekte des Körpers käuflich geworden. Der amerikanische Philosoph Michael Sandel hat darauf hingewiesen, dass mehr und mehr Bereiche des Lebens von Gesetzen des Marktes erschlossen werden.[48] Dabei verändert sich auch das Gut. Wenn ich beispielsweise „Freunde" kaufen könnte, verändert sich das Gut der Freundschaft; ähnlich verändert sich das Gut der Hochschulbildung, wenn die Universitäten frei darin sind, Gebühren einzuheben. Ähnlich wie der „Bildungsmarkt" hat sich auch ein „Gesundheitsmarkt" gebildet – die kosmetische Chirurgie bietet hier nicht selten hochpreisige Möglichkeiten an. Dabei ist die Gesundheit einer Patientin nicht das „Werk" der Ärztin, so wie eine Skulptur das Werk des Bildhauers ist: Wir haben es hier mit viel tiefer gehenden Prozessen zu tun. Gesundheit ist ein Begriff, der eine Verhältnisbestimmung von Mensch und Welt ausdrückt. Gesundheit und Krankheit sind, so könnte man sagen, „Weisen des In-der-Welt-Seins". Sie sind tief mit dem je besonderen Leben eines je besonderen Menschen verbunden. Das heißt dann auch, dass eine Blinddarmoperation für Herrn X nicht dasselbe ist wie eine Blinddarmoperation für Frau Y. Menschen, die unter chronischen Schmerzen leiden, gehen mit Krankheit anders um als die von Schmerzfreiheit Verwöhnten, die sich vielleicht erst im siebten Lebensjahrzehnt das erste Mal ins Krankenhaus begeben müssen.

Anders gesagt: Wenn wir nun den von Sen vorgeschlagenen Schritt machen, könnten wir sagen: Entscheidend ist nicht die körperliche Ausstattung, über die ich verfüge, entscheidend ist mein Fähigkeitsbündel, mit dieser Ausstattung umzugehen. „Gesundheit" und „gutes Leben" sind so miteinander verbunden, dass ein gesunder Mensch Ziele erreichen kann, die für ein – nennen wir cs einmal so – „ernsthaftes" Leben charakteristisch sind, also für ein Leben, in dem ein Mensch sich und seine Ziele ernst nimmt. Ein Beispiel: Entscheidend ist nicht, ob ich meine Fehlsichtigkeit operativ berichtigen lasse und somit über das Gut der Normalsicht verfüge; entscheidend ist meine Fähigkeit, mit meiner Kurzsichtigkeit umzugehen und eine Brille in meinen Mikrolebensplan zu integrieren. Entscheidend ist nicht, ob ich meine sehr bescheidene Körpergröße im Sinne einer defizitorientierten Sichtweise wie eine „Krankheit" wahrnehme und zu korrigieren suche; entscheidend ist die Frage, wie ich mit der körperlichen Ausstattung, die mir eigen ist, zurechtkomme; inwieweit ich meine Körpergröße mit meinem Auftreten und meinem Präsentationsstil abstimmen kann.

Die Frage ist also nicht in erster Linie, welche Ressourcen mir zur Verfügung stehen (auch in Bezug auf physische Ressourcen meiner leibhaft gestalteten Existenz), sondern die primäre Frage lautet, wie ich mit der verfügbaren Ausstattung umzugehen vermag. Ich trage etwa eine Brille – die Frage ist in meinem Fall weniger, wie ich meine Sehkraft für einen Pilotenschein erhalten kann, sondern wie ich meinen Alltag und meine Lebensaufgaben bestmöglich bewältigen kann, eben mithilfe einer Brille, auf die ich entsprechend achte (sogar Brillen verlangen ein bestimmtes Fähigkeitsbündel, etwa im Umgang mit Babys, die sich so gerne das glitzernde Glas schnappen). Es geht also um die Fähigkeit, in guter Kenntnis des eigenen

Körpers mit diesem gut umzugehen. Margarete Mitscherlich hat in ihrem Bericht über ihre Erfahrungen mit dem Altern geschrieben, dass das Vertrauen in den Körper abnimmt, dass dein Körper sich anders verhält, als du das gewohnt bist.[49] Hier zeigen sich neue Herausforderungen, etwa einer Fähigkeit zweiter Ordnung zu Gelassenheit und Akzeptanz.

Damit soll nicht gesagt sein, dass die Frage nach der körperlichen „Ausstattung" nicht wichtig wäre; gerade in einem Krankenhaus geht es vielfach um die Frage, wie ein gebrochenes Bein wieder heilen kann, Gallensteine behandelt, ein entzündeter Blinddarm entfernt werden können. Aber diese Frage kann nicht abgelöst werden von der entscheidenden Frage: Was hilft mir, „Ja" zu sagen zu meiner körperlichen Verfasstheit? Und dieses „Ja" ist entscheidend für die Gesundheit. Dieses „Ja" ist auch ein „Ja" zu meinem Körper mit seiner je besonderen Verfasstheit.

In der Philosophie unterscheiden wir mitunter zwischen „Körper" und „Leib", wobei der Leib als körperliche Verfasstheit des In-der-Welt-Seins zu verstehen ist. Es ist der Leib, der leidet, nicht bloß der Körper. Der französische Philosoph Maurice Merleau-Ponty hat darauf hingewiesen, dass „Leiblichkeit" mit „Perspektivität" verbunden ist, mit einer bestimmten Art, die Welt zu sehen. Auch das ist eine Fähigkeit, mit Fähigkeiten umzugehen. Der frühchristliche Schriftsteller Cyrill von Jerusalem lädt uns ein, den Körper nicht als „Fremdling" zu sehen und nicht wie „ein fremdes Gewand" zu behandeln.[50] Das ist ein schönes Bild für die Einladung zur verantworteten Leiblichkeit, die wir auch formen können.

Ich möchte also vorschlagen, Gesundheit nicht als Ressource erster Ordnung, sondern als Ressource zweiter Ordnung zu verstehen. Ressourcen erster Ordnung sind Ressourcen, die gebraucht und verbraucht werden, Ressourcen zweiter Ordnung sind jene Ressourcen, die mit Ressourcen umgehen lassen. Gesundheit kann als Ressource zweiter Ordnung verstanden werden, als Fähigkeit, bestmöglich mit der jeweiligen körperlichen Ausstattung umzugehen. Anders gesagt: Man könnte darüber nachdenken, „Gesundheit" als Fähigkeit zu charakterisieren, mit jenen Fähigkeiten und Ressourcen umzugehen, die eine anspruchsvolle Lebensgestaltung realisieren lassen.

Gesundheit kann damit als „Fähigkeitsfähigkeit" verstanden werden, als Fähigkeit, gut mit den eigenen Fähigkeiten und Grenzen umzugehen. Dabei soll nicht geleugnet werden, dass es auch Krankheiten im Sinne von „Störungen" und „Dysfunktionalitäten" gibt, die als solche zu adressieren sind. Die schon erwähnte Susan Spencer-Wendel hat den Abbau ihrer Muskeln als klaren Abstieg erlebt. Das kann man weder „weglachen" noch „wegmeditieren". Der Bewegungsradius wird immer eingeschränkter, die Kontrolle über den Alltag nimmt ab. Das Ganze ist ein unumkehrbarer Prozess, der bis zum Tod führt. Aber selbst hier – und Susan Spencer-Wendel macht dies klar und deutlich – geht es um „Einstellungen" und die Fähigkeit, die verbleibenden Spielräume zu nutzen.

Eben weil die inneren Einstellungen eine entscheidende Rolle spielen, sollen Störungen nicht den alleinigen Zugang zum Gesundheitsverständnis bedeuten, weil sonst entweder eine mechanische Auffassung von Gesundheit herauskommt oder eine Maximaldefinition von Gesundheit, die nicht einzulösen ist. Für ein Krankenhaus bedeutet dies zumindest, dass hier auch eine pädagogische Dimension wichtig wird – es geht auch darum, im Sinne eines Gesundheitsauftrags, Menschen in die Lage zu versetzen, gut mit sich umzugehen. Auch ein Armbruch kann ein Ausdruck von Stressverhalten sein; Zahnprobleme sind in der Regel mit Fragen des Lebensstils verbunden; der Zusammenhang zwischen Magengeschwüren und psychischen Belastungen wurde vielfach untersucht.

Nachdenken über Gesundheit sollte also ein Nachdenken über ein ernsthaftes Leben sein, das auch von Sorge um sich selbst, Zielen, Sorge um eigene Potenziale gekennzeichnet ist. Das berührt die Lebensform eines Menschen und diese betrifft nicht nur einzelne Individuen, sondern ein ganzes Gefüge. Ein kranker Mensch ist stets ein Mensch in einem sozialen System. Wenn ein siebenjähriges Kind wegen einer Operation für zehn Tage ins Krankenhaus gehen muss, wird das ganze Familiensystem davon betroffen sein, etwa ganz konkret dadurch, dass ein Elternteil beim Kind zu bleiben versucht. Das Familiensystem wird auch durch die Vorbereitung auf die Operation und die Nachbereitung betroffen sein, eventuell auch durch Hinweise auf eine veränderte Lebensführung („Ihr Kind sollte irgendeine Form von Sport betreiben"…).

Gesundheit ist also nicht ein Gut, das Individuen anhaftet wie ein Rucksack, sondern eine Fähigkeit – die nicht nur Individuen, sondern auch Gemeinschaften eigen ist –, mit Fragen eines ernsthaften Lebens angesichts körperlicher Verfasstheiten gut umgehen zu können. Ein Krankenhaus möge deswegen nicht den einzelnen Patienten isoliert, sondern auch mit Blick auf das soziale Gefüge betrachten, ein Krankenhaus möge eine Patientin nicht nur über ein Krankheitsbild definieren, sondern den Blick auf deren Lebensform werfen. Nach diesen Überlegungen kommt der Anamnese, kommt dem Erstgespräch, kommt der Frage nach der Biografie und dem Lebensumfeld eines Patienten oder einer Patientin eine besondere Rolle zu: Es gilt zu verstehen. Die Frage lautet dann weniger: „Welche Krankheit?", sondern: „Welcher Mensch?"

Die sozialen und kulturellen Dimensionen von Gesundheit

„Gesundheit" hat auch soziale und kulturelle Dimensionen. Dies wird angesichts jüngerer Entwicklungen sichtbar, die die begrifflichen Grenzen von „Gesundheit" verschieben lassen. Deutlich wird dies im Fall der Schönheitschirurgie oder auch der kosmetischen und ästhetischen Aspekte anderer medizinischer Bereiche (etwa der Zahnmedizin). Der Gesundheitsdiskurs wird stärker mit dem Schönheitsdiskurs verbunden. Begriffe wie „Impressionsmanagement" (Roland Kobald: Wir koordinieren und steuern die Eindrücke, die wir hinterlassen, und den Eindruck, den wir machen im Rahmen einer Selbstpräsentation), „Schönheitshalbwertszeit" (Umberto Eco: die Zeitspanne, in der sich ein Schönheitsideal hält, wenn man an bekannte Beispiele wie Körperfülle oder Körperbehaarung denkt), „Lookism" (Louis Tietje: eine Form der Diskriminierung, die aufgrund des Aussehens von Menschen erfolgt und strukturell mit „Rassismus" verwandt ist) oder „body distress" (Susie Orbach: das Phänomen, den eigenen Körper als Quelle von Unzufriedenheit und Stress wahrzunehmen) deuten auf eine veränderte Landschaft kultureller Verständnisse von Schönheit hin. Das wirkt sich auch in steigenden Standards aus, denn „investing in the body" kann auch als Faktor in der Armutsforschung genannt werden – der Abstand zwi-

MENSCH BLEIBEN IM KRANKENHAUS

schen denen, die sich Körpergestaltung leisten können, und denen, die dazu nicht in der Lage sind, vergrößert sich; gleichzeitig werden die Standards von Schönheitsvorstellungen angehoben. So wird man sich einerseits fragen können, ob wir auf ein „survival of the prettiest" (Nancy Ethoff) zusteuern, und andererseits, wie sich dies auf das Verständnis von Gesundheit auswirkt. Inwieweit wird die Ärztin oder der Arzt in die Rolle des Schiedsrichters und der Schiedsrichterin gedrängt, der/die über das Erfülltsein eines Schönheitsideals zu entscheiden hat? Inwieweit besteht die Aufgabe der Medizin darin, das Selbstvertrauen und Selbstbewusstsein von Menschen zu stärken, die einem wachsenden Druck von Schönheitsidealen und Schönheitsstandardisierungen ausgesetzt sind?

„Gesundheit" wird mehr und mehr als Kapital gesehen. Der französische Soziologe Pierre Bourdieu hatte seinerzeit zwischen vier Formen von Kapital unterschieden:
- ökonomischem Kapital (Geld und „assets"),
- sozialem Kapital (Kontakte und Zugang zu Netzwerken),
- kulturellem Kapital (Bildung) und
- symbolischem Kapital (Anerkennung).
„Gesundheit" ist eine Form von Kapital, die quer zu diesen Formen liegt, die all diese Formen von Kapital beeinflusst.

Sehen wir uns ein Beispiel an: unsere Zähne. Auch sie sind „Kapital". Welche Bedeutung haben sie? Werfen wir dazu einen Blick in die jüdisch-christliche Tradition. Wie kommen Zähne in der Heiligen Schrift vor? Man kann hier drei Gebrauchskontexte unterscheiden: Zähne als Zeichen von Schönheit, Zähne als Symbole von Macht, Zähne als Mittel zum Ausdruck der Persönlichkeit.

Im ersten Fall ist die Rede sowohl von innerer wie auch von äußerer Schönheit. Beim Segen des Juda durch seinen Vater (Juda ist Stammvater Jesu) heißt es: „Seine Zähne sind weißer als Milch" (Gen 49,12). Hier ist innere Schönheit angesprochen; im Hohelied des Salomo finden wir die Stelle: „Deine Zähne sind wie eine Herde frisch geschorener Schafe, die aus der Schwemme steigen" (Hld 4,2). Hier ist äußere Schönheit gemeint. Macht wird in Stellen wie den Folgenden deutlich: Das Ungeheuer hatte „starke Zähne aus Eisen" – Dan 7,7;

die Zähne der Löwen sind „Spieße und Pfeile" – Ps 57,5; die Zähne der Sünde sind Löwenzähne – Sir 21,2. Oder auch in der erleichterten Feststellung: „All meinen Feinden hast du den Kiefer zerschmettert, hast den Frevlern die Zähne zerbrochen" – Ps 3,8. Zahnlosigkeit ist Machtlosigkeit. Das an vielen Stellen vorkommende Motiv „Sie knirschen mit den Zähnen", „Sie fletschen die Zähne" deutet an, dass die Zähne auch als Ausdrucksmittel verstanden werden.

In dieser Tradition dient der Zahn also als Charakterisierung der Persönlichkeit und auch der Interaktion im sozialen Raum. So könnte man Zähne als „ästhetisches Kapital" bezeichnen. Ästhetisches Kapital steht quer zu den anderen Kapitalformen, wie wir sie bei Bourdieu sehen. Ästhetisches Kapital ist einerseits Konsequenz der anderen Kapitalformen („Wer Geld und Kontakte und Bildung und Status hat, lässt seine Zähne pflegen") und andererseits Ermöglichung der anderen Kapitalformen („Wer schöne Zähne hat, kommt leichter zu Geld und Kontakten und Bildung und Status"). Ästhetisches Kapital ist verbunden mit Selbstvertrauen, das der Schlüssel zu allen Formen von Kapital ist. Wir schauen anderen Menschen auf die Zähne, ziehen aus dem Zustand der Zähne Rückschlüsse auf den Status. „Beauty buys access" lautet ein Begriff aus der Soziologie der Schönheit. In diesem Sinne sind Zahnärztinnen und Zahnärzte Vermögensverwalter. Sie verwalten ästhetisches Kapital, das mit allen anderen Formen von Kapital verbunden ist. So verschwimmen die Grenzen dessen, was als „gesund" gilt. Dazu kommt die stärkere Sensibilität gegenüber kulturellen Aspekten.

Der Gesundheitsbegriff hat auch eine kulturelle Dimension. Eine Mitarbeiterin der Augenheilkunde sagte uns in einem Interview:

> „Heute war ein indischer Vater da. Dem war das einfach nicht so wichtig. ‚Also sie werden die Übungen schon machen', denke ich. Aber es war ihm wohl eher egal. Aber da war es wohl eher wichtiger, dass das Kind gut aussieht und nicht schielt. Wegen dem Heiraten. Und weniger wichtig war, ob das Kind gut sieht. Da denk ich mir, was kann man mehr machen?"

Hier zeigen sich kulturelle Facetten des Gesundheitsaspekts. Diese kulturellen Facetten wirken sich auf die Sprache aus, die einem Menschen zur Verfügung steht, um Gesundheit zu beschreiben; sie haben einen Einfluss auf die Form der Schmerzwahrnehmung und auf die Art und Weise, wie mit Schmerz umgegangen wird; sie haben einen Einfluss darauf, wie „Krankheit" im Familiensystem wahrgenommen wird. Und dies sollte in einem Krankenhaus ernst genommen werden. Dazu kann ein Blick auf und in ein kleines „Wörterbuch" helfen.

EIN KLEINES WÖRTERBUCH

Ethik, wie sie hier verstanden wird, kann nicht ethische Herausforderungen des täglichen Miteinanders allgemein verbindlich klären. Sie kann aber versuchen, ethische Herausforderungen zu benennen, eine Sprache für ethische Anliegen zu finden und begriffliche Unterscheidungen einzuführen, die ein besseres Verständnis von Problemen ermöglichen. Begriffe geben „Fragerichtungen" an, sie zeigen auf, in welche Richtung man fragen und weiterfragen kann, wo man genauer hinsehen sollte. Begriffe werden in einem Wörterbuch zusammengestellt. Ein Wörterbuch ist hilfreich, denn jeder Begriff kann als „Fenster in einen Kontext" angesehen werden. Ethisch relevante Aspekte können besser lokalisiert und differenziert werden, wenn entsprechende begriffliche Werkzeuge zur Verfügung stehen. Ein „kleines Wörterbuch" kann den Blick schärfen und bestimmte Facetten hervortreten lassen. Ich möchte im Folgenden neun Begriffe ausweisen, die hilfreich für ein tieferes Verständnis von Ethik im Krankenhausalltag sein können.

1. Discontinuity of Care

Der ethisch relevante Begriff *„discontinuity of care"* weist auf das Phänomen der Spezialisierung hin, bei dem immer mehr Expertinnen und Experten für immer kleinere Bereiche von Gesundheit verantwortlich sind, was einerseits zu einer Vielzahl von Gesprächspartner/

inne/n für den Patienten und die Patientin führt, andererseits das Phänomen der diffusen Verantwortung begünstigt.[51] Wer ist nun eigentlich wofür zuständig und wofür verantwortlich? Patient/inn/en klagen über eine Vielzahl von Ansprechpersonen, wenn es um Gesundheitsfragen geht. Dies ist gerade in einem hochgradig arbeitsteilig organisierten Krankenhaus ein ernst zu nehmendes Phänomen. Die Spezialisierung führt zu einer Verengung des Fähigkeits- und Zuständigkeits-Portfolios, über das Ärztinnen und Ärzte verfügen.[52]

Die Abhängigkeit einer Patientin von einer bestimmten Ärztin ist signifikant zurückgegangen – Interaktionsdauer, Interaktionsfrequenz und Interaktionsintensität haben abgenommen, was auch eine Eintrittsstelle für Fehler sein kann.[53] Eine Mitarbeiterin sagte uns in einem Interview: „Was mir auffällt: Es ist einfach die Kommunikation so schlecht. Es geben ganz verschiedene Ärzte eine Auskunft. Und es gibt verschiedene Auskünfte. Und dann stehen die Angehörigen verwirrt da." Das ist das Ergebnis von „discontinuity of care". Darian Leader und David Corfield vergleichen den modernen Diagnoseprozess mit einem Fließband, auf das die Patienten gesetzt werden, das Fließband hält an verschiedenen Stationen, wobei jeweils kleine Pakete von lokal begrenztem Wissen erzeugt werden.[54] Die Patienten werden zu Gegenständen einer Serie von kleinen Wissensstücken. Auf diese Weise wird der Körper auf die Summe seiner Teile, für die jeweils unterschiedliche Expert/inn/en zuständig sind, reduziert.

Leader und Corfield beschreiben die Zahnmedizin, die kaum psychologische Faktoren (etwa beim nächtlichen Zähneknirschen) einbezieht, geschweige denn Patient/inn/en von einer zahnärztlichen Praxis in eine psychologische Praxis weiterverweist. Hier geht die Diskontinuität der Zuständigkeit mit einem „Abteilungsdenken" in Bezug auf den menschlichen Körper zusammen. In diesem Zusammenhang stellt sich auch die Frage nach der Bedeutung der Allgemeinmedizin in einem Krankenhaus. Alexander Mitscherlich denkt an einer Stelle über den klassischen Hausarzt nach, wie er mancherorts noch besteht, aber doch bei uns im Aussterben begriffen ist:

„Der alte praktische Arzt überschaute das gesamte Gebiet der Heilkunde. Und indem er noch Hausarzt war, wußte er nicht nur von den Krankheiten, sondern auch von den Lebensgewohnheiten seiner Klientel. Die fortschreitende Aufgliederung der Medizin entzog ihm den Boden. Er wurde zum Arzt für banale Erkrankungen, zum Wegweiser zu den Spezialisten."[55]

2. Non-Disease

Der Begriff *non-disease* wurde vom Medizinsoziologen Richard Smith eingeführt – er weist auf aktuelle Tendenzen in der Gesundheitsindustrie hin und bezeichnet damit medizinisch unproblematische Phänomene (zum Beispiel Haarausfall bei Männern, herabhängende Tränensäcke), die aber aus sozialen und kulturellen Gründen als „Krankheit" dargestellt werden und die einem wachsenden Behandlungsdruck ausgesetzt sind.[56] Kultureller Druck führt zu neuen Krankheitsbildern, die wiederum neue Mechanismen für soziale Ausgrenzung mit sich bringen. Nach einer Beobachtung von Klaus Dörner führt die Überdiagnostik zu neuen Spielräumen für Stigmatisierung, „sie verwandelt uns vielmehr auch in ein Volk der Noch-nicht-Kranken".[57] Dies hängt auch mit einem Phänomen zusammen, das mitunter „Medikalisierung des Alltags" genannt wird, also eine Vermessung des Alltagslebens in medizinischen Kategorien oder auch eine Form, immer höhere Gesundheitsstandards (etwa im Rahmen neuer „Screening"- und „Enhancement"-Methoden) zu erstellen.[58]

3. Shifting

Der Begriff des „*shifting*" benennt ein moralisch relevantes Phänomen im Falle von Fehlern und bezieht sich auf das Umschichten von Verantwortung. Er hängt mit einer Kultur der Selbstverteidigung, des Abstreitens, des Schuldzuweisens zusammen („culture of blaming"). Können wir in den institutionalisierten Kontexten des Gesundheitssystems tatsächlich auf die Dynamik treffen, dass die Verantwortung „vom System auf das Individuum" („menschliches

Versagen auf Mikrobene") oder „vom Individuum auf das System"
(„Mangel an klaren Vorschriften oder Vorsichtsmaßnahmen") ver-
schoben wird? Oder auch auf das Phänomen, dass innerhalb einer
Hierarchie Schuldzuweisungen von unten nach oben und – aufgrund
des Machtgefälles soziologisch mitunter plausibler – von oben nach
unten verlagert werden? Gloria Ramsey führt in einem Beitrag die
Dynamik aus, dem Pflegepersonal in einer „culture of blame" den
Schwarzen Peter zuzuschieben.[59]

Gleichzeitig findet eine Verlagerung in Richtung formaler Organisationen statt, die sich rechtlich besser schützen können und auf
derlei Fälle professionell vorbereitet sind. Dies hat wiederum Konsequenzen für die Qualität der Fehlerkultur.[60] Hier setzt sich mehr und
mehr der systemische Blick durch, der es dann auch mit sich bringt,
dass „Verantwortung" hin und her bewegt werden kann. Dement-
sprechend ist es nicht verwunderlich, dass sich in der Literatur auch
Bedenken finden, der Blick auf das System könne den Blick auf die
Verantwortung von einzelnen Personen versperren.[61]

4. Moralischer Minimalismus

M. P. Baumgartner führt im Zusammenhang mit der Charakterisierung der moralischen Standards in Vororten von US-amerikanischen
Städten den Begriff des „moralischen Minimalismus" ein.[62] Damit ist
der Versuch gemeint, mit dem gerade noch akzeptablen Minimum
das Auslangen zu finden, sich an minimale moralische Standards
zu halten und die Latte von moralischen Erwartungen möglichst
niedrig anzusetzen. Techniken für „moral minimalism" inkludieren
Wegschauen, Tolerieren, das Vermeiden offener Konflikte. Diesen
Phänomenen verdanken die Vororte nach den empirischen Studien
von Baumgartner ihre heitere Ruhe – sie sind letztlich Zeichen einer
Erosion von Gemeinschaften. Hier kann man sich fragen, inwieweit
dieser Begriff nicht auch für die Diskussion um Ethik im Krankenhausalltag fruchtbar gemacht werden kann und muss: Vertritt ein
Krankenhaus, vertritt eine Patientin, vertritt eine Ärztin einen moralischen Minimalismus? Dieser ist gerade dann gefährlich, wenn es
um den Umgang mit Fehlern geht. Wenn ein Fehler passiert ist, geht

Vertrauen verloren – um verloren gegangenes Vertrauen wiederzugewinnen, bedarf es echter Anstrengungen, die über ein kalkuliertes Minimum hinausgehen.

5. Honest Mistake

Ein meiner Einschätzung nach unverzichtbarer Begriff in der Diskussion um Ethik im Alltag muss der Begriff des *„honest mistake"* sein, der Begriff des „redlichen Fehlers".[63] Der redliche Fehler ist ein Lapsus, bei dem keine Fahrlässigkeit geortet werden kann, der also mit dem allgemeinen Lebensrisiko in Zusammenhang gebracht werden muss. Er soll deutlich machen, dass wir uns nicht gegen sämtliche Risiken absichern können, dass sie Teil des menschlichen Lebens sind. Und das wiederum könnte bedeuten, dass reife Menschen mit diesem Lebensrisiko gut umgehen können und an andere Menschen und Systeme nicht mit unrealistischen Perfektionsansprüchen herantreten. Die Einsicht in die eigene Fehlbarkeit und Verwundbarkeit vergrößert das Verständnis für „honest mistakes". Das hat denn auch mit Einsichtigkeit aufseiten der Patient/inn/en – und deren Angehörigen – zu tun.

6. Patientenignorierung

Über eine neu errichtete und in entsprechendem Glanz erstrahlende Schule wurde einmal gesagt: „So eine schöne Schule! Schade, dass bald die Schüler/innen kommen!" Ähnliches mag man sich bei einem Krankenhaus denken: „Ein schönes Haus, wenn die Patient/inn/en nicht wären." Der Faktor „Mensch" bremst die Effizienz; hier muss man auf besondere Gegebenheiten und Wünsche Rücksicht nehmen, hier sind bald Grenzen der Standardisierung erreicht. Der erwähnte polnische Kinderarzt Janusz Korczak hat seine Erziehungsphilosophie unter anderem auf der Frage aufgebaut: Setze ich diese pädagogische Maßnahme, weil ich tatsächlich am Kindeswohl interessiert bin, oder versuche ich, mein Leben leichter zu machen? Der Begriff der „Patientenignorierung" deutet analog Prozeduren an, die

Regelhaftigkeit und etablierte Standards, nicht aber den Menschen in den Mittelpunkt stellen.

„Als Gegenbegriff der Patientenorientierung habe ich den der Patientenignorierung eingeführt", schreibt Karin Wittneben. „Darunter verstehe ich jene Tätigkeiten, die den Patienten als Zentrum unserer pflegerischen Anliegen taktlos verfehlen ... Die Mikrophysik der Patientenignorierung entfaltet sich in einer nahezu allgegenwärtigen, sehr fein verteilten Geringschätzung der eigentlich zu Pflegenden und zu Heilenden und ihrer Angehörigen."[64]

Der Begriff der Patientenignorierung bildet eine Gegenfolie zum bekannten Begriff der „Patientenorientierung", der den Patienten und die Patientin als Subjekt in die Mitte des Geschehens und der Betrachtung rücken möchte. Wenn „Papier" und nicht „Patienten" verwaltet werden, wenn es um „Kostenstellen" und nicht um „Menschen" geht, wenn der ökonomische Druck die Behandlungsmöglichkeiten vorschreibt, dann machen wir Schritte in Richtung „Patientenignorierung".

7. Health Literacy

Eng im Zusammenhang mit dem vorgeschlagenen Gesundheitsbegriff steht der Begriff *health literacy*: Darunter wird die Fähigkeit verstanden, Gesundheitsinformation zu lesen, zu verstehen und zu benutzen, um gesundheitsbezogene Entscheidungen zu treffen und Therapieempfehlungen zu folgen.[65] Im Deutschen könnte man den Begriff etwa mit „Gesundheitskompetenz" übersetzen; sie umfasst mehr als nur Verständnis und Wissen, sondern auch Motivation zu gesundheitsbezogenem Verhalten, emotionaler Einstellung (zum Beispiel Selbstwirksamkeit) und entsprechenden Fertigkeiten. Es ist bekannt, dass viele Patient/inn/en Schwierigkeiten haben, Informationen, die sich auf den Umgang mit ihrer Gesundheit beziehen, zu verstehen. Die Informationsgabe muss an die Verständnismöglichkeiten angepasst werden – es ist hilfreich, wenn eine einfache Sprache gewählt wird, veranschaulichendes Material hinzugezogen wird und die Patient/inn/en ermutigt werden, Fragen zu stellen. Eine Krankenschwester verdeutlicht das Problem des Verstehens und der Beförderung von „health literacy" am Beispiel der Visite:

> „In der Früh ist dann noch einmal Visite, da wird ein bisschen was besprochen. [...] Das ist ganz schlecht bei uns. Da steht so eine weiße Wand um den Patienten herum und die reden halt so in ihrem Ding und der Patient versteht wahrscheinlich Bahnhof und ... das transportieren mir die meisten so ... ‚Kann ich da bitte noch mal mit jemandem reden, weil ich weiß überhaupt nicht, um was es gerade gegangen ist.' Und die reden wirklich so drüber hinweg und der Patient schnappt ein paar Sachen auf, manche sind danach komplett fertig [...]"

8. Blutige Entlassung

Der Begriff der *„blutigen Entlassung"* deutet an, dass – vor allem aus Gründen einer Knappheit (Knappheit an Betten, Kostendruck, Ressourcenmangel) – eine Patientin „vor der Zeit" entlassen wird. In einem Interview sagte uns eine Angestellte: „Und dann heißt es plötzlich, jetzt muss entlassen werden, weil die Betten ausgehen. Dann steht man da. Das ist einfach nicht gut von der Kommunikation." Hier stellt sich die schon angeführte Herausforderung, eine Patientin im Gesamtzusammenhang ihres Lebens anzusehen. (Wer kann in welchem Zustand entlassen werden? Das ist auch eine Frage der Gesundheitskompetenzen der Patientin und der jeweiligen Lebenssituation.) Es sind, sozialethisch gesehen, wenigstens zwei besonders heikle Stellen, auf die in einer Krankenhausethik zu achten sind: Aufnahme und Entlassung. Wer wird wie und unter welchen Bedingungen aufgenommen? Wer wird wie und unter welchen Bedingungen entlassen? Diese beiden Punkte sind deswegen delikat, weil sie das Krankenhaus mit dem Lebensumfeld des einzelnen Menschen verbinden. Wenn Menschen kein Umfeld haben, das sich nach einem Krankenhausaufenthalt um sie kümmert, können menschliche Tragödien geschehen. Sozialethisch gesehen wird das Thema „Einsamkeit" zu einem zusehends wichtigen Thema.[66] Hier kann sich eine „blutige Entlassung" nicht nur persönlich verheerend auswirken, sondern auch einen unnötigen Folgeaufwand mit sich bringen, wenn die betreffende Person aufgrund der frühzeitigen Entlassung bald wieder auf medizinische Hilfe angewiesen ist.

9. Kultur der Rechenschaftspflichtigkeit

Unverzichtbar dürfte in einem Wörterbuch der Begriff der „Kultur der Rechenschaftspflichtigkeit" (culture of accountability) sein. Das ärztliche und pflegende Personal im Krankenhaus beschwert sich immer wieder, dass die Zeit, die mit dem Ausfüllen von Formularen und mit dem Erstellen von Berichten, mit Dokumentation und Administration verbracht wird, zunimmt – und das durchaus auf Kosten der Zeit mit Patient/inn/en geht. Die Motivation hinter dieser Berichts- und Dokumentationspflicht ist vielfach der Selbstschutz der Institution, die sich vor Klagen schützen will und deswegen Standards der Rechenschaftslegung einfordert. Die englische Philosophin Onora O'Neill hat sich in ihren Reith-Vorlesungen 2002 mit dem Phänomen von Vertrauen und Misstrauen mit besonderer Berücksichtigung des öffentlichen Gesundheitssystems in Großbritannien auseinandergesetzt.[67] Onora O'Neill hat darauf hingewiesen, dass eine Kultur des Misstrauens um sich greift, die mit einer bürokratischen Industrie des Controllings einhergeht.

Mehr und mehr Beziehungen werden kontraktualisiert, also vertraglich geregelt, und in die Sprache von Verträgen übersetzt. Dabei kann die Basis eines Vertrags nicht ein weiterer Vertrag sein, es bedarf auf letzter Ebene des Vertrauens. Vertrauen ist die entscheidende soziale Währung, die in Interaktionen mehr und mehr gefährdet ist. Das entstehende Misstrauen ist aufwendig und kostspielig, hier ist kaum Raum für „honest mistakes". Die Strategie besteht darin, ein immer dichteres Regelwerk zu stricken und die Zahl der Kontrollebenen zu vermehren. Dies ist mit Blick auf die Fehlerkultur eine fatale Entwicklung, weil auf diese Weise sämtliche Interaktionen im Rahmen eines standardisierten Verfahrens stattfinden, was den Spielraum des Einzelnen entsprechend verengt und Fehler – aufgrund der

MENSCH BLEIBEN IM KRANKENHAUS

Regelwerke und Kontrollinstanzen – noch stärker gewichtet werden. Toulmin sieht einen Grund in der Erschwerung moralischen Handelns in einem Krankenhaus in der Verwaltung, die funktionelle Überlegungen vor ethische Ansprüche stellt, Berufung in Joberfüllung verwandelt und die Idee persönlicher Verantwortung zugunsten institutionellen Handelns zurückfährt.[68] Die Bürokratieforschung erinnert uns daran, dass Bürokratie dazu tendiert, zu wuchern und zu expandieren, ein eigenes Regeluniversum, das weitgehend selbstbezüglich gestellt ist, aufzubauen.[69] Wenn dem nicht bewusst Einhalt geboten wird, ist davon auszugehen, dass die Bürokratie keinen „Sättigungspunkt" kennt. Das soll nun nicht heißen, dass sorgsame Verwaltung nicht ihren Wert hätte (abgesehen von gesetzlichen Rahmenbedingungen und Dokumentationspflichten). Aber man muss sich darüber im Klaren sein, dass Bürokratie, die einst durch die Schriftkultur möglich gemacht wurde, durch die Informationstechnologien einen weiteren Schub erfahren hat, der sich gepaart mit um sich greifendem Vertragsdenken weiter beschleunigt.

Diese neun Begriffe sind gewissermaßen Andeutungen für einen ethischen Eisberg, der sich unter der Oberfläche befindet. Sie sind „Fenster in die Institution eines Krankenhauses". Jeder Begriff fungiert als eine „Fragerichtung", als eine Richtung, in die man blicken und in der man Fragen stellen kann. Das Wörterbuch ist beliebig erweiterbar, zeigt aber aktuelle Tendenzen.

II. DAS KRANKENHAUS
als menschliche Institution

Ein Krankenhaus ist ein Mikrokosmos, in dem sich die ganze Bandbreite menschlichen Lebens zeigt. Es lässt tief blicken, welche Bilder Menschen verwenden, um über ein Krankenhaus oder einen Krankenhausaufenthalt zu sprechen. Häufig kommt das Bild des Gefängnisses vor, sprachlich wird die Entlassung aus dem Krankenhaus mit der Entlassung aus dem Gefängnis verglichen.[70] Werbebroschüren rücken das Krankenhaus in die Nähe eines Hotels, spirituelle Beiträge mitunter in die Nähe einer Schule, nüchterne Betrachtungen in die Nähe einer Werkstatt. Tiziano Terzani ließ sich in New York am „Memorial Sloan-Kettering Cancer Center" behandeln und bemühte das Bild der Autowerkstatt:

> „In jenem wissenschaftlich rationalen Umfeld, für das ich mich entschieden hatte, wurde ich mit meiner lädierten Gesundheit eher wie ein defektes Auto in einer Reparaturwerkstatt betrachtet, das keinerlei Einfluss darauf hat, ob es repariert werden kann oder verschrottet werden muss."[71]

Diese Bilder können bereits ein Einstieg in ein Nachdenken über Ethik im Krankenhausalltag sein – wie stellt sich der Rahmen dar, in dem das Geschehen stattfindet? Ein Krankenhaus ist eine Institution. Mitunter wird eine Institution über eine „Leitidee" charakterisiert. Ein Krankenhaus soll, so könnte man vielleicht sagen, diagnostische und therapeutische Programme mit Blick auf die je individuellen gesundheitlichen Herausforderungen entwickeln und verwirklichen. Nach einer anderen Annäherung ist eine Institution eine Einrichtung, in der bestimmte Tätigkeiten immer wieder verrichtet werden, wobei diese Tätigkeiten einem Regelwerk folgen. Eine Institution steht immer in einem Kontext, sodass sich die Institutionenethik einerseits mit den Beziehungen nach außen (das geografische, kulturelle, soziale und politische Umfeld eines Krankenhauses) und andererseits mit den Beziehungen nach innen (Kultur und Kommunikation des Krankenhauses) beschäftigt. Zwischen diesen beiden Feldern können Konflikte auftreten, etwa wenn Kostendruck von außen an ein Krankenhaus herangetragen wird, was zu einer Verschlechterung des Krankenhausklimas führt. Ethisch interessant ist in jedem Fall nicht nur die Frage: „Was erlebt X im Krankenhaus?", sondern auch die Frage nach der Gestaltung von Übergängen – auf welche Weise gestaltet sich das „Ankommen" eines Patienten, auf welche Weise die „Entlassung" der Patientin? Auf die ethische Herausforderung wurde bereits im letzten Abschnitt, dem „kleinen Wörterbuch", mit dem Begriff der „blutigen Entlassung" hingewiesen. Hier zeigt sich auch die Herausforderung, dass ein Krankenhaus nicht nur einen Ort abbildet, in dem ethische Subjekte möglichst verantwortungsvoll handeln, sondern es auch selbst moralisches Subjekt ist. Ein Krankenhaus muss bestimmte Werte als Institution verteidigen und auch eine entsprechende Sprache entwickeln, um über moralische Herausforderungen zu sprechen. Die ethische Reflexionskultur muss also Teil der Krankenhauskultur werden und kann nicht einfach an Ethikkomitees delegiert werden.[72]

Die Parameter einer Alltagsethik

Wenn man ein Krankenhaus als Institution ansieht, kann man für die Zwecke einer Alltagsethik sämtliche Aspekte der Ethik von Haushaltsführung einbeziehen: Wie werden ökologische Gesichtspunkte berücksichtigt? Woher werden die Waren, etwa Lebensmittel, bezogen? Wie wird mit Müll umgegangen? Nach welchen Kriterien werden Anschaffungen getätigt? Man könnte sich auch vorstellen, dass in einem Krankenhaus ähnlich experimentiert wird, wie dies der englische Journalist Leo Hickman in einem Selbstversuch („ein Jahr ethisch korrekt zu leben") unternommen hat.[73] Dies kann ein Haus als Ganzes oder auch eine einzelne Abteilung („green departments") versuchen.

Ein Krankenhaus ist – als Mikrokosmos und als Institution – ein komplexes Gebilde. Hier arbeiten verschiedene Berufsgruppen in verschiedenen Abteilungen zusammen; jede einzelne verfügt über eine spezifische Kultur. Es ist etwas Besonderes, wenn – wie dies etwa auf der Psychiatrie vorkommt – die Polizei Patient/inn/en bringt. Darin unterscheidet sich diese Abteilung von anderen Abteilungen, was wiederum die Kultur prägt. In einem Krankenhaus kooperieren viele verschiedene Berufsgruppen: Neben Ärzt/inn/en sowie dem Gesundheits- und Pflegepersonal arbeiten Hebammen, Psycholog/inn/en, Ergo- und Physiotherapeut/inn/en, medizinisch-technische Assistent/inn/en und auch Verwaltungspersonal, Hausmeisterdienst, Köch/inn/e/n und Reinigungskräfte. Dazu kommt der Physiker in der Radioonkologie, die Musiktherapeutin, die Gärtnerin, der Elektriker und so weiter. Sie alle müssen zusammenarbeiten. Richard Sennett hat darauf hingewiesen, dass Kooperation auf bestimmte Kooperationsfertigkeiten (Dialogfähigkeiten, vor allem auch das Zuhören) angewiesen ist, stets aber auch einen Moment von Konkurrenz enthält.[74]

Es kann schwerlich geleugnet werden, dass es in einem Krankenhaus zu solchen Konkurrenzsituationen kommen kann und auch kommt. Florian Teeg schildert als Assistenzarzt die Spannungen mit den Krankenschwestern, die ihn trotz seines „Du"-Angebots weiterhin siezen und ihm den Ball mit den Worten „Sie sind doch der Arzt!" zurückspielen, wenn er um Rat fragt.[75] In der Fachliteratur wird dem ärztlichen und dem Pflegepersonal die größte Aufmerksamkeit geschenkt. So wird mitunter der „Multikulturalität" eines Krankenhauses nicht genügend Raum gegeben, wenn man sich auf einzelne Berufsgruppen beschränkt. Denn diese Berufsgruppen bilden verschiedene Kulturen aus. Die einzelnen Berufsgruppen vertreten verschiedene Kulturen, in Bezug auf Sprachen und Terminologien, auf Gesundheitskonzepte, auf Ziel- und Bewertungskriterien des täglichen Handelns, auf Statusunterschiede (etwa: akademische vs. nicht akademische Ausbildung mit Konsequenzen für das Einkommen) und in Bezug auf Gender-Verzerrungen („typische Frauenberufe", „typische Männerberufe").[76]

Aspekte von Interkulturalität zeigen sich schließlich neben den verschiedenen Abteilungen mit ihren Subkulturen und den verschiedenen Berufsgruppen auch in der interkulturellen Begegnung. Auch hier werden die ethischen Alltagsherausforderungen in einem komplexen Gebilde sichtbar. Eine Krankenschwester schilderte ein Beispiel im Interview:

> „Wenn du zum Beispiel jemanden von einer türkischen Familie da liegen hast, wir haben Besuchslimitierungen von jeweils zwei Personen pro Patienten, nur da kommt gleich der ganze Familienverband, weil das einfach so ist bei denen. Da ist es schon oft schwierig, damit umzugehen. Da tue ich mir schon oft schwer. Die legen einfach andere Verhaltensweisen an den Tag. Und auch oft Männer-Frauen-Konflikte. Da wirst du oft von oben herab behandelt … es kommt auch immer auf die Persönlichkeit drauf an … ich will das auch gar nicht sagen, dass das immer nur von einer türkischen Familie so ist, aber das sind schon auch oft ethische Konflikte mit Männern-Frauen. Was machst du, ja du putzt mir da jetzt den Hintern, denn du bist eine Frau. Und da werden unsere Männer im Team schon anders behandelt."

Wir wollen in diesem zweiten Abschnitt ein Krankenhaus als Institution betrachten. Erstens soll ein bereits genannter Kernbegriff, der Begriff der Demütigung, als Orientierung für ein „anständiges Krankenhaus" eingeführt werden; zweitens soll ein Blick auf die ethischen Aspekte von Interaktion und Kommunikation geworfen werden; drittens sollen Fehler- und Lernkultur in einem Krankenhaus angesprochen werden, um viertens einige Gedanken über „happiness in hospitals" oder „happy hospitals" zusammenzutragen.

„ANSTÄNDIGE INSTITUTIONEN"

Der albanische Schriftsteller Ismael Kadare hatte es sich in seinem Roman „Der Palast der Träume" zum Ziel gesetzt, durchaus in kritischer Absicht mit Blick auf die politischen Verhältnisse, die Hölle zu beschreiben. Der Roman vermittelt auf dichterisch-freie Weise deren Strukturen.[77] In Kadares Entwurf der Hölle sind „sämtliche Elemente der griechischen Hölle … vorhanden, Angst, Gewissenspein, Verlust der Hoffnung. Finsternis herrschte, alles war mit Trauer durchtränkt, die Zeit erstarrte, lief rückwärts, trat auf der Stelle. Vor allem das gesteigert Verwaltungsmäßige … machte den Palast der Träume in seinem Aufbau der Dantischen Hölle ähnlich."[78]

Der Palast wird mit einer Spinne oder auch einer glatten Steinplatte verglichen und mit einem Labyrinth. Wir finden immer wieder Hinweise auf Angst und Verunsicherung; der Protagonist hatte „schreckliche Angst, einen Fehler zu machen" (S. 79) und wird immer wieder von Ängsten gepeinigt (S. 153).

Ein zweites Motiv ist das Motiv der Unübersichtlichkeit und Finsternis: „Der Korridor, in den er geriet, war lang und finster. Dutzende von hohen Türen gingen davon ab, die alle keine Nummern trugen" (S. 9); es finden sich keine Hinweisschilder in den Gängen, es herrscht „undurchdringlicher Nebel, was Hierarchien und Informationsfluss und Entscheidungsprozesse angeht". Ein drittes Motiv ist die Geschlossenheit des Systems, das seine Eigendynamik und seine eigene geschlossene Welt erzeugt: Geschlossenheit ist das Grundprinzip, wie es dem Protagonisten am ersten Arbeitstag im Tabir Saray, im „Palast der Träume", erläutert wird: „Nicht Offenheit gegenüber äußeren Einflüssen, sondern die Abschottung dagegen, nicht Durchdringung, sondern Absonderung sind die Grundprinzipien des Tabir Saray." (S. 16) Ein viertes Motiv, das mit Unübersichtlichkeit und Angst zusammenhängt, ist das Verbot, Fragen zu stellen. Und ein fünftes Motiv: Jeder war in einer, seiner Rolle gefangen – „alle, die ständig über ihre Akten gebeugt dasaßen, verstellten sich, das stand für ihn fest. Diese Arbeit war die Hölle." (S. 39)

Die Patient/inn/en in ihren Ängsten unterstützen

Die Hölle lauert sozusagen um die Ecke. Mit Blick auf die Motive von Angst, Unübersichtlichkeit, Eigendynamik des Mikrokosmos, reduzierten Fragemöglichkeiten und Rollenbindung können wir durchaus Eintrittsstellen für „Hölle" in einem Krankenhaus sehen. Damit soll nicht gesagt sein, dass ein Krankenhaus höllisch ist; es sollen Anhaltspunkte für Ethik im Alltag gefunden werden. Der Begriff der „Hölle" deutet an, dass es sich um eine Situation handelt, die man tunlichst vermeidet. In den „Apophthegmata Patrum", einer Sammlung von Weisheiten der Wüstenmönche, findet sich eine Beschreibung der Hölle als Ort ohne Augenkontakt: Die Menschen sind Rücken an Rücken aneinandergebunden und können einander nicht in die Augen sehen. Auch hier ein Hinweis: Hölle als Ort ohne Blickkontakt, Hölle als Ort, an dem ich „gesichtslos" werde.

Für eine Krankenhausethik würde das bedeuten, dass gezielt die Frage gestellt wird: Wie kann solch eine „Hölle" vermieden werden? Konkreter gefragt: Wie können Angst und Unübersichtlichkeit und die Reduktion von Fragemöglichkeiten eingedämmt werden? Wie kann eine Kultur des Blickkontakts ermöglicht werden?

Der französische Philosoph Michel Foucault hat das Krankenhaus als einen Ort mit besonderen Kontrollmöglichkeiten und einem besonderen „ärztlichen Blick", der dauernd und diagnostisch auf den Patienten und die Patientin gerichtet ist, beschrieben.[79] Eine solche Institution, die überwacht und umsorgt, kann natürlich auch Angst machen. Patient/inn/en assoziieren die Krankenhauserfahrung durchaus mit „Angst" und „Labyrinth", wie in folgender Aussage deutlich wird:

„Die folgenden Tage gerate ich in die unerbittliche Mühle der Routinetests und Spezialuntersuchungen. Dabei lerne ich jene unheimliche Unterwelt des Klinikgebäudes gründlicher kennen, das mit seinen Labors, Therapieräumen, Röntgen- und Bestrahlungsanlagen dem hilflosen Patienten den Eindruck vermittelt, er sei in das ausgedehnte Labyrinth moderner Folter- und Schreckenskammern geraten, deren weiß bekitteleten Adepten und Gehilfinnen er in einer beängstigenden Weise ausgeliefert ist. Es sind keine angenehmen Dinge, die mit mir getan werden. Sicher ist jede dieser Untersuchungen notwendig. Das ändert jedoch nichts an der Tatsache, dass das Ganze ziemlich unwürdig und erniedrigend ist. Es ist ja nicht nur das vor immer wieder fremden und zum Teil sehr jungen Menschen Sich-ausziehen-Müssen, das man als peinlich empfindet, und es sind auch nicht die Torturen und Unannehmlichkeiten einzelner Untersuchungen, die einen fertigmachen, nein, es ist das Gefühl, auf eine ganz armselige Weise nackt und auf eine erschreckende Art hilflos einem Schicksal ausgeliefert zu sein, das einem jedes Quäntchen Lebensfreude aus den Knochen laugt."[80]

Hier kann konkret gefragt werden: Wie können Eintrittsstellen für Hölle vermieden werden? Diese Fragestellung kann man noch zuspitzen, wenn man sich der Frage nach ethischen Standards einer Institution mithilfe des Begriffs der „Anständigkeit" *(decency)* annähert. Avishai Margalit, ein schon im Zusammenhang mit „Menschenblindheit" erwähnter israelischer Philosoph, hatte Mitte der 1990er-Jahre in einem viel beachteten Buch über eine „anständige Gesellschaft" *(„decent society")* nachgedacht. Eine anständige Gesellschaft ist eine Gesellschaft mit anständigen Institutionen, also mit anständigen Schulen, anständigen Krankenhäusern, anständigen Finanzämtern, anständigen Polizeistationen. Eine anständige Institution wiederum ist eine solche, die Menschen nicht demütigt.

Damit werden die Begriffe der Demütigung und Erniedrigung zu Schlüsselbegriffen. Ein Mensch wird gedemütigt, wenn er einen rationalen Grund hat, sich in seiner Selbstachtung verletzt zu sehen. Selbstachtung ist jene Achtung, die ich mir aufgrund meines Menschseins entgegenbringe, wie wir gesehen haben. Nun könnten wir konkret fragen: Wo sind Eintrittsstellen für Demütigung in einem Krankenhaus? Wo lassen sich Risiken der Erniedrigung feststellen? Ich möchte vier wichtige Eintrittsstellen für Demütigung und Erniedrigung in einem Krankenhaus nennen:
- Erniedrigung durch Identitätserosion
- Erniedrigung durch körperbezogene Schamerfahrung
- Erniedrigung durch mangelnden Schutz von Privatsphäre
- Erniedrigung durch Objektivierung.

Identitätserosion

„Namenlosigkeit" ist eine der gravierendsten Formen von Erniedrigung, wenn man die entscheidenden Insignien der eigenen Identität einbüßt. Wenn mir das, was ich als zu mir gehörig betrachte und als identitätsstiftend erfahre, genommen wird, ist dies eine demütigende

Erfahrung (Beispiel: Abgabe persönlicher Gegenstände in einem Gefängnis). Jutta Busch, die Berichte von Patient/inn/en analysiert hat, weist auf Eintrittstellen von Demütigung für Patient/inn/en hin:

> „Sie beklagen, dass ihnen Informationen vorenthalten werden, das heißt, es wird über ihr Leben und Schicksal bestimmt, ohne dass sie einbezogen werden; sie durchlaufen Aufnahmeprozeduren, die sie in erster Linie als Degradierungen erleben; sie leiden unter den Beschneidungen ihrer Identität, wenn ihnen persönliche Gegenstände, ihre Kleidung und die persönliche Anrede vorenthalten werden; sie erleben Demütigungen und den Mechanismus von Bestrafung und Belohnung durch den ‚Personalstab'."[81]

Im Umgang mit der Demütigung durch Identitätserosion geht es vor allem darum, den Raum des je Persönlichen möglichst zu halten und zu erhalten. Dazu zählen zum Beispiel persönliche Dinge, Schmuck, Körperpflegeprodukte oder auch die Kleidung. In der Literatur wird dieses Thema immer wieder thematisiert, es wurde auch in den Interviews angesprochen – ein Patient hat es folgendermaßen ausgedrückt:

> „Ich habe meine Straßenkleidung abgelegt und damit ein Stück Identität in den Schrank gehängt. Nun liege ich in dem mir zugewiesenen Bett. Das ist ein hierarchischer Abstieg. Jeder, von der Putzfrau bis zum Chefarzt kann, nein, muss auf mich herunterschauen! Unten liegen ist gleichbedeutend mit schwach sein – schwach an sich zunächst und hier rein körperlich, aber im übertragenden Sinn, unbewusst empfunden, auch im sozialen Sinn."[82]

Entkleidet zu sein ist eine Form der Demütigung, auch wenn sich das Ent-Kleiden auf Verlust der selbst gewählten eigenen Kleidung bezieht und nicht auf völlige Entblößung. Einer Mitarbeiterin ist der Umgang mit Kleidung auch als ethisch relevanter Alltagsaspekt aufgefallen:

„Ich finde es ja schon komisch, dass Leute ins Krankenhaus gehen und sich gleich dieses Krankenhausnachthemd anziehen. Warum kommt niemand auf die Idee, ich will meinen privaten Pyjama oder mein privates Nachthemd anziehen? ... Es ist ja überhaupt fraglich, ob man einen Pyjama oder ein Nachthemd anhaben muss im Krankenhaus, aber es ist noch ein bisschen die Mentalität: ‚Sobald ich ins Krankenhaus komme, liege ich im Bett und da muss ich auch bleiben.‘ Was soll ich auch sonst machen ... ich habe keinen Raum. Ich kann mich zwar an den Tisch setzen, aber wenn alle am Tisch sitzen wollen, ist schon wieder kein Platz ... und was tue ich am Tisch? Es ist so befremdlich, wenn man das hinterfragt, warum ist das so? Mit der Abgabe der privaten Kleidung gibt man mehr ab an Eigenständigkeit und Persönlichkeit. Es fängt da schon an, dass man sich das Nachthemd überzieht ... man ist ja meistens nur so kurz da, dass man nicht irgendwelche persönlichen Dinge wie Fotos mitbringt, die man aufs Nachtkästchen stellt. Das machen wenige, und wenn, dann geht das eher von den Angehörigen aus.“

Hier sind jene Handlungen, die identitätsvergewissernd sind, etwa persönliche Anrede oder persönliche Frage und das Zugestehen eines Gestaltungsspielraums nach Maßgabe des Möglichen anzuraten, wenn Demütigung vermieden oder wenigstens reduziert werden soll.

Körperbezogene Schamerfahrung

„Scham“ ist eine Erfahrung, die gerade im Zusammenhang mit Körperlichkeit und Nacktheit vorkommt. Naturgemäß gibt es in einem Krankenhaus, in dem sich Menschen für Untersuchungen und Behandlungen immer wieder entblößen müssen, Situationen, die als mögliche Eintrittsstellen für Demütigung sensibel behandelt werden sollen. Birgit Heimerl zeichnet in einer soziologischen Studie die „Choreografie der Entblößung“ nach: In Badezimmern, Toiletten und Schlafzimmern sind es Menschen in der Regel nicht gewohnt, Masken tragen und Rollen spielen zu müssen. In einem Krankenhauskontext verändern sich diese Parameter, man muss so tun, als wäre es normal, obwohl es als peinlich empfunden wird. Hier ist Behutsamkeit geboten, da wir im Bereich des Peinlichen und der Scham in tiefe Identitätsschichten vordringen. In einem Interview sagte uns ein Assistenzarzt:

> „Das ist auch ein Problem, wenn eine Frau zum Beispiel etwas im Intimbereich hat, wenn die dann sagt, sie möchte nur, dass eine Ärztin kommt, das … ist irgendwo auch ein kompliziertes Thema, weil viele sagen, das darf man nicht aussuchen, es muss gleichbehandelt werden, ob Arzt oder Ärztin sollte genau gleich sein. Da gibt es genug Kollegen, die sagen, diesen Wunsch können wir nicht erfüllen, denn wir Ärzte müssen auch gleich behandelt werden."

Hier gilt es, „nach Möglichkeit" auf diese Sensibilitäten zu achten. Die körperliche Untersuchung stellt vielfach ein Eindringen in die Intimsphäre dar. Ein fremder Mensch beobachtet den entblößten Körper, berührt und betastet ihn. Vaginale oder rektale Untersuchungen sind besonders dazu angetan, Scham und (aufgrund der Erfahrung der Verletzlichkeit und Entblößung) Angst auszulösen. Auch hier haben wir es mit kulturellen Unterschieden zu tun, die schwerer wiegen, als sie eine rationale Analyse ermöglichen würde. Der familienfremde Arzt, der eine Muslimin gynäkologisch untersucht, kann in deren Verständnis anstößig sein. Hier wirkt es schammindernd, wenn die Ärztin oder der Arzt bei körperlichen Untersuchungen Orientierung anbietet, erklärt, was passiert, ankündigt, was geschehen wird, nachfragt, wie die Empfindung ist. Es sollte nur jener Teil des Körpers entblößt werden – und das so kurz wie möglich –, der für die Untersuchung notwendig ist. Durch kontinuierliches Gespräch wird Einverständnis gesichert. Dabei ist ein hoher Grad an Sachlichkeit an den Tag zu legen, und missverständliches Verhalten oder Anzüglichkeiten, wie das mitunter bei jovialen Persönlichkeiten vorkommen mag, sind zu vermeiden, will man Demütigung vermeiden.[83] Die erhobenen Befunde sollte der Arzt der Patientin aber erst nach Abschluss der Untersuchung mitteilen, wenn sie ihm wieder angekleidet gegenübersitzt.

In diesem Zusammenhang ist nochmals an das bereits angesprochene Thema „Ausscheidungen" zu erinnern. Die Ergebnisse einer Studie belegen, dass die Patient/inn/en häufig von den Pflegenden aufgefordert wurden, die Töpfe und Urinflaschen für die Ausscheidungen zu benutzen. Die urinalen Beutel von katheterisierten Patienten/inn/en wurden unbedeckt an die Bettränder gehängt, was allen Anwesenden den Blick auf den Abfluss von Urin freigab. Besonders peinlich haben die Betroffenen diese Situation während der Einnahme von Mahlzeiten und während Besuchen erlebt.[84] Hier kann man durchaus Kreativität im Umgang mit Schutzmaßnahmen walten lassen; das führt mitunter in exotische Felder wie das Gespräch zwischen Innenarchitektur und Sozialpsychologie.[85]

Mangelnder Schutz der Privatsphäre

Eine dritte Eintrittsstelle für Erniedrigung in einem Krankenhaus stellen Herstellung und Wahrung von Privatsphäre dar, also der Schutz jenes Lebensbereichs, der den persönlichen und intimen „Kern" eines Menschen betrifft und gewöhnlich (wie auch rechtlich) vor äußeren Zugriffen geschützt wird.[86] Irmgard Bauer hat drei zentrale Problembereiche im Zusammenhang mit dem Schutz der Privatsphäre herausgearbeitet: Schutz vor körperlicher Entblößung, Schweigepflicht und Datenschutz sowie Selbstbestimmung.[87] Hier ist einer der ethisch sensibelsten Bereiche eines Krankenhauses zu lokalisieren: die Frage nach dem Schutz von Intimität und Privatheit.

In vielen Fällen teilen sich mehrere Patient/inn/en ein Zimmer, und es kommt notgedrungen dazu, dass intime Angelegenheiten vor anderen angesprochen werden. Weder die Gespräche mit dem Krankenhauspersonal noch die Gespräche mit Angehörigen lassen sich hier akustisch begrenzen. Es kann aber auch um so kleine Dinge wie eine Kultur der Gastfreundschaft gehen – hat ein/e Patient/in die Möglichkeit, einem Gast etwas zu trinken anzubieten?[88] Ein anderes Detail betrifft das Betreten des Zimmers. Es kann ja nahezu jederzeit der Fall sein, dass das Zimmer vom Krankenhauspersonal betreten wird, was dem Krankenhaus fast schon einen „öffentlichen" Charakter zukommen lässt.[89] Interessant ist in diesem Zusammenhang, dass in einigen Studien gezeigt werden konnte, dass die Meinungen und Erfahrungen darüber auseinandergehen, ob dies in der Praxis tatsächlich gelingt. Während pflegendes Personal die Privatsphäre der Patient/inn/en geschützt sieht, haben dies die Betroffenen selbst anders wahrgenommen.[90] Unterschiedliche Wahrnehmungen und unterschiedliche Sensibilitäten haben sich auch in einem Interview mit einer jungen Ärztin gezeigt, die diese Eintrittsstelle von Erniedrigung mit reduzierter Deutlichkeit wahrnahm:

> „Also ich habe ja damit eigentlich nichts zu tun, damit dass die Patienten hier aufs Klo gehen oder so. Also damit bin ich ja gar nicht so richtig konfrontiert. Aber die Schwestern und die Pfleger, da ist das sicher ein Thema. Aber ich habe mir darüber nie so wirklich Gedanken gemacht. Aber, wenn ich jetzt … wenn ich so nachdenke. Ja, das kann schon peinlich sein, wenn man es nicht gewohnt ist und alles neu ist. Und dann Leute dabei sind und vor allem Fremde. Das kann schon schwierig sein, sicher, glaube ich. Aber so richtig nachgedacht habe ich darüber nicht."

Eben hier sehe ich die Rechtfertigung ethischen Nachdenkens: Sensibilitäten zu schaffen und Reflexionsprozesse in Gang zu setzen, die Standards dessen, was als „selbstverständlich" gilt und einfach hingenommen wird, zu rekalibrieren.

Objektivierung

Eine vierte Eintrittsstelle für Erniedrigung ist eine Objektivierung, wo der Mensch als „Gegenstand" behandelt wird, wie dies vor allem auch bei einer Visite der Fall ist: Hier wird ein Mensch – meist in Liegeposition – einer Gruppe von stehenden Personen ausgeliefert, schon rein optisch eine Asymmetrie. In einem Interview kommentierte eine Turnusärztin:

> „Ich denke mir schon, dass es für die Patienten nicht immer so toll ist. Ja, für mich wäre es eher blöd, wenn da plötzlich so viele um einen rum stehen und einen angaffen. Also, obwohl ich ja selbst mich auskenne, denke ich mir, das wäre nicht so

angenehm für mich. Aber unter Kollegen ist ja wieder alles ein bisschen anders. Aber für den normalen Patienten ist das schon blöd. Andererseits, wie soll man denn lernen, wenn man nicht dabei ist und nichts sieht?"

Hier wird also ein Dilemma angesprochen: Die Visite ist insofern gemeinwohlfördernd, wenn schon nicht am Individualwohl orientiert, weil sie Lern- und Austauschmöglichkeiten eröffnet. Gleichzeitig ist klar, dass hier eine kommunikationsethisch problematische Situation vorliegt. Die Frage wird also sein, „wie" (und nicht „ob") eine Visite gestaltet werden kann. Es ist offensichtlich, dass das angesprochene Schamerleben noch verstärkt wird, wenn andere Personen, wie im Falle einer Visite, anwesend sind. Manche Patient/inn/en empfinden es als höchst peinlich, als „Anschauungsobjekt" für andere zu dienen, etwa im Rahmen des klinischen Unterrichts am Krankenbett.

Florian Teeg beschreibt die Dynamik der wöchentlichen Chefvisite, bei der die ganze Station auf Vordermann gebracht wird. Er verwendet zur Charakterisierung der Visite den Begriff „Hofstaat" und hält in Bezug auf das Ritual der Visite fest: „In gewisser Weise war der Ablauf der Chefvisite als Demütigung angelegt, als Einschleifen der Hierarchie."[91] Es ist in der Choreografie einer Visite angelegt, dass hier ein Mensch vor den Augen einer Gruppe zum Objekt gemacht wird. Diese Dynamik, die an den Begriff der Menschenblindheit erinnern könnte, kann natürlich auch bei Untersuchungen eintreten, durch die Halböffentlichkeit der Visite scheint diese Situation jedoch am heikelsten. Eine Mitarbeiterin meinte dazu in einem Interview lapidar: „Es stellt ja niemand infrage, ob Visiten wirklich im Bett stattfinden müssen."

Ein anständiges Krankenhaus, so die Grundidee, wird sich um eine Identifikation und eine Reduktion dieser Eintrittsstellen von Demütigung bemühen, was durchaus auch eine Herausforderung darstellt, die es auch mit Kreativität zu meistern gilt.

INTERAKTION UND KOMMUNI-
KATION: EINE GESPRÄCHSKULTUR

Der Schlüssel zu jeder Form von Kooperation ist eine Form der Gesprächskultur – die Fähigkeit und Bereitschaft, zuzuhören, sich auszudrücken, Standpunkte aufeinanderzubewegen, zu einer Entscheidung zu kommen. Gesprächskultur ist nicht selbstverständlich. Die Qualität von Interaktion und Beziehungen in einem Krankenhaus stellt sich nicht einfach ein, sie muss erarbeitet werden. Es kommt häufig zu unpersönlichen und ausschließlich auf die jeweilige Krankheit fokussierten Beziehungsformen, die großteils durch fehlende Intimität und Kommunikation gekennzeichnet sind. Dabei lässt sich laut Johannes Siegrist folgender Zusammenhang beobachten: Je größer ein Krankenhaus, je höher sein Technisierungsgrad, je begrenzter die Personalpläne, je geringer die Möglichkeiten privater Wahlleistungen, desto stärker sind tendenziell asymmetrische Beziehungen zwischen Personal und Patient/inn/en ausgeprägt.[92] Hier ist die Einführung einer Kultur echten Gesprächs die wohl einzige ernsthafte Möglichkeit. In einem Interview erklärte uns eine Turnusärztin:

„Die Kommunikation ist schon der Schlüssel: Wie rede ich mit den anderen und besonders mit den Patienten. Dass man auf die Patienten eingeht und verständlich ist, das ist das Wichtigste. Da gab es ja in der Ausbildung auch den Versuch, das zu lernen, aber so richtig lernt man es erst, wenn man es dann wirklich macht. Dann geht es gar nicht anders. Man muss ja mit den Patienten reden und mit den Angehörigen und dann redet man mit Kollegen und vor allem mit den Erfahrenen und fragt auch die. Und dann lernt man es. Und manche haben einfach kein Talent. Einfach kein Talent. Aber ich glaube, ich kann es so einigermaßen. Aber so richtig wissen kann man es nie."

Das Meistern dieser Gesprächssituationen hat viel mit der Persönlichkeit der Betreffenden zu tun, kann aber natürlich auch geschult werden. Eine Fachkraft in der Augenheilkunde sagte uns:

„Wir haben in der Ausbildung nicht wirklich was Psychologisches oder Soziales. Wobei ich mir denke, das wäre manchmal gar nicht schlecht. Wir verlassen uns halt auf den Instinkt. Ohne Menschenkenntnis geht es dann nicht."

Das dürfte auf eine Reihe von Berufsgruppen, die im Krankenhaus arbeiten, zutreffen.

Nicht unterschätzen sollte man im Zusammenhang mit der Gesprächskultur im Krankenhaus auch die Bedeutung des Kurzgesprächs. Im beruflichen Alltag sind tägliche Gespräche zwischen Mitarbeiter/inne/n zu den unterschiedlichsten Themen Normalität – hier kann es um so unterschiedliche Dinge gehen wie Befindlichkeiten, Familiensituationen, Gerüchte, Beschwerden, Probleme in der Zusammenarbeit mit anderen Institutionen, Konflikte am Arbeitsplatz, Dienstanweisungen, Dienstpläne, Urlaubspläne, Vertretungen. Diese Kurzgespräche, die oftmals zwischen Tür und Angel stattfinden, sind ein wichtiger Faktor, der die Qualität der Arbeit und den betriebsinternen Kommunikationsfluss maßgeblich positiv beeinflusst. Sowohl auf der Sachebene als auch im Hinblick auf Beziehungen tragen diese Gespräche zum reibungsfreien Ablauf bei.[93] Aus diesem Grund sollte man auch die Kaffeepausen des Personals nicht als „unproduktive Zeit" ansehen. Gerade im selbstverständlichen „Small Talk" wird sehr viel abgefangen, aber auch eine Vertrauensbasis und Selbstverständlichkeit im Umgang geschaffen, die für einen Alltag mit geringen Reibungsverlusten entscheidend sind.

Vom Umgang mit „schwierigen" Menschen

Der Lackmustest für eine Ethik des alltäglichen Gesprächs sind schwierige Menschen. Die Anständigkeit einer Institution, um diesen Begriff wieder aufzunehmen, zeigt sich in widrigen Situationen; also dann, wenn es nicht glatt geht, wenn der Alltag mühsam oder holprig ist, wenn wir Sand im Getriebe haben. Solch Sand können etwa „schwierige Menschen" („difficult people") sein. Darunter versteht man in diesem Kontext Menschen, die hohe Ansprüche stellen und schnell aus dem inneren Gleichgewicht geraten, wenn ihre eng definierten Vorstellungen nicht erfüllt werden. Die französischen Psychologen François Lelord und Christophe André haben ein Buch über den Umgang mit schwierigen Menschen verfasst.[94]

Entscheidender Schritt sei die Kenntnis der Persönlichkeit, also ein Gespür dafür, wie die Strukturen einer Persönlichkeit beschaffen seien. Wenn man eine ungefähre Vorstellung davon hat, wie Menschen sich selbst und andere sehen, kann man besser mit ihnen umgehen. Ein „Blick für Menschen" statt „Menschenblindheit" ist dann ein Schlüsselfaktor in einem Krankenhaus. Dass schwierige Menschen im Krankenhaus anzutreffen sind, ist kein Geheimnis. Eine junge Ärztin sagte über Patient/inn/en:

> „Manche sind schon sehr wehleidig. Ich weiß, das sollte man nicht so einfach sagen. Aber wenn man ein bisschen dabei ist, dann bekommt man das schon so mit. Die jammern einfach viel und andere jammern gar nicht. Da gibt es große Unterschiede, und es ist schon manchmal so, dass ich mir denke: ,Das kann jetzt gar nicht so wehtun. Der übertreibt aber schon.' Das ist doch auch ärgerlich, weil man dann nicht weiß, wie ernst man den noch nehmen kann. Wie soll man mit schwierigen Menschen umgehen?"

Dazu ein kurzer Exkurs: Ein Meister der Gesprächsführung, von dem man einiges über die Kunst des guten Dialogs kennenlernen könnte, ist Ignatius von Loyola, der den Jesuitenorden wesentlich auf der Basis einer Kommunikationskultur errichtet hatte. Immer wieder gibt er Hinweise auf gelingende Gespräche, gerade auch mit schwierigen Menschen.[95] In einem Brief vom September 1542 an seine beiden Mitbrüder Paschase Broët und Alonso Salmerón, die zu Nuntien für Irland ernannt worden waren, teilt Ignatius Regeln über den guten Umgang mit anderen Menschen mit: Man solle wenig und spät reden und lange und gern zuhören. Man solle den Abschied jeweils rasch und freundlich gestalten. Wenn man mit wichtigen Menschen und Vorgesetzten verkehre, solle man sich an die Eigenart des Gesprächspartners anpassen, dem Choleriker anders begegnen als dem Phlegmatiker etc. Ein gutes Gespräch gleicht einem Eintreten beim anderen. Bei denjenigen, die versucht sind oder der Traurigkeit verfallen, sind Erbauung und Tröstung, Gefallen und Fröhlichkeit besonders wichtig.

Explizit bringt Ignatius den Aspekt von Transparenz und Integrität ein, der gerade in Konfliktsituationen entscheidend ist: „In allen Unterredungen, vor allem, wenn man Frieden stiftet und in geistlichen Gesprächen, darauf achten und damit rechnen, dass alles, was geredet wird, an die Öffentlichkeit kommen kann oder wird" (S. 64). Dieser Hinweis dürfte auch für die Gerüchteküchen, wie sie in Krankenhäusern zu finden sind, eine sinnvolle Sicherheitsbestimmung sein. Neben dem Hinweis auf Transparenz und Integrität findet sich auch ein Hinweis zum „Versprechensmanagement": „Bei der Ausführung von Angelegenheiten großzügig mit Zeit sein, nämlich: Was man für morgen verspricht, sei, wenn möglich, heute getan." (S. 64) Hier zeigt sich der Zusammenhang zwischen Integrität und Eifer.

Ähnliche Hinweise für die Gesprächskultur finden sich in einem Schreiben des Ignatius vom 29. Mai 1555. Es handelt sich um eine „Unterweisung über den Umgang mit Oberen" (S. 736 ff.). Ignatius gibt also Hinweise darauf, wie mit Oberen umzugehen ist. Man bringe Dinge vor den Vorgesetzten, wenn man sie selbst schon sorgsam bedacht hat. Man bringe die eigene Position in gebührend vorsichtiger (und nicht etwa in thesenhafter, also apodiktischer) Form vor und lasse dem Oberen Entscheidungsspielraum und Zeit. Die getroffene Entscheidung ist zu respektieren, kann aber im Hinblick auf Erfahrungen nach einem Monat oder längerer Zeit wieder zur Sprache gebracht werden. Damit werden Argumente, Erfahrungswerte und die Position des Oberen geehrt. Das scheinen auch gute Hinweise auf den Umgang mit Chefärzt/inn/en zu sein.

Strukturen ignatianischer Kommunikation werden auch deutlich in einem bekannten Schreiben des Ignatius, das Anfang 1546 entstanden ist – an die Mitbrüder Jay, Laínez und Salmerón, die am Konzil von Trient teilnehmen (S. 112 ff.). Ignatius gibt seinen Mitbrüdern Hinweise für die Gestaltung ihrer Teilhabe am Konzil. Die Ausführungen erinnern an den erwähnten Brief 33 mit seinen Hinweisen zum diplomatischen Dienst. Er mahnt seine Mitbrüder, langsam im Sprechen zu sein, zuzuhören und Gefühle und Willen der Gesprächspartner zu erspüren; Argumente für beide Seiten anzugeben. Wenn man nicht mehr schweigen könne, solle man mit größtmöglicher Ruhe und Demut die eigene Meinung kundtun. Abends sollen die Mitbrüder – wohl im Sinne von Beratung und im Sinne von Einheit und Erbauung – sich eine Stunde Zeit nehmen, um sich darüber auszutauschen, was tagsüber geschehen ist. Wieder stoßen wir auf die Hinweise zu einer Redekultur der Bedachtsamkeit, der Schweigsamkeit und einer Kultur von der einheitsstiftenden Beratung.

Ein Krankenhaus, das sich um eine Gesprächskultur, um eine Grundatmosphäre von Höflichkeit bemüht, wird sich leichter tun, Rahmenbedingungen für den Umgang mit schwierigen Menschen zu schaffen. Es geht um eine Kultur des Wortes und eine Kultur des Schweigens; Höflichkeit ist kein Luxus für bessere Zeiten, sondern gerade in Stresssituationen ein wichtiger sozialer Polster. Dazu kommt die Fähigkeit, einen anderen Menschen anzunehmen, seine besondere Situation zu verstehen, die es ihm schwer macht, ein weniger „schwieriger Mensch" zu sein. In einem Interview haben wir von einer Mitarbeiterin gehört, die schwierige Situationen mit schwierigen Menschen beschreibt:

> „Wenn man selber Stress hat. Und dann kommt schon wieder wer rein, der nicht gscheit reden kann. Und dann denkt man sich schon, was das soll. Und man muss sich zusammenreißen. Und es ist schon schwierig, manchmal respektvoll zu sein. Wenn ältere Menschen dann ewig brauchen und man denkt sich dann schon: ‚Das gibt es doch nicht.' Ja, dann muss man doch Verständnis aufbringen, aber es ist schwer. Aber ich finde es einfach wichtig. Man muss den Patienten annehmen."

Diese Fähigkeit, einen Menschen anzunehmen, ist weniger eine Frage von „Techniken" als eine Frage von Persönlichkeit und Charakter. Wie gesagt: Unseren Charakter nehmen wir überallhin mit, auch in den Alltag eines Krankenhauses, auch im Umgang mit schwierigen Menschen. Eine Gesprächskultur kann hier vieles abfangen, vieles erst gar nicht aufkommen lassen.

Die Kunst des Gesprächs kann als Schlüssel zum guten Krankenhaus angesehen werden. Der berühmte Arzt Bernard Lown, der ein Zentrum an der Harvard Medical School leitete und 1985 mit dem Friedensnobelpreis für die Vereinigung „Internationale Ärzte für die Verhütung des Atomkrieges" ausgezeichnet wurde, befasste sich eingehend mit dem Zusammenhang von Gesprächskultur und Heilen.[96] Bereits bei der Diagnosestellung ist die Fähigkeit des Zuhörens gefragt. Erst durch Zuhören zeigt sich die Einmaligkeit der Person, die hier spricht. Es ist nicht selbstverständlich, dass Ärzt/inn/en ihren Patient/inn/en gut, genau und geduldig zuhören. Eine „Anamnese" ist eigentlich eine Befragung, die das Leben und den Lebenslauf, die Biografie des Patienten und der Patientin betrifft. Die Ärztin, die dies aufnimmt, kann tief in das Leben eines Menschen eintauchen. Das ist eine Frage der Tiefe des persönlichen Engagements, des Feingefühls, aber auch der Zeit.

Darian Leader und David Corfield haben ausgeführt, dass in den USA in einem Erstabklärungsgespräch die Patientin im Durchschnitt nur 23 Sekunden die Gesundheitsprobleme schildern kann, bevor sie durch die Ärztin unterbrochen wird.[97] Wir erfahren von den beiden Autoren auch, dass die durchschnittliche Konsultationszeit in einer Stadt wie London sieben bis acht Minuten beträgt,[98] was natürlich auch mit dem Druck auf das öffentliche Gesundheitssystem zusammenhängt. Hier lässt sich wenig Spielraum für Gespräch ausmachen. Eine Studie führt gar aus, dass in 50 Prozent der medizinischen Begegnungen Patient und Arzt sich nicht darauf einigen, was eigentlich das Hauptproblem sei.[99] Dies ist betrüblich, wenn man sich vor Augen hält, dass Ärztin und Patientin in „Wissenssolidarität" gemeinsam um die Kenntnis der Probleme bemüht sein sollten. Lown merkt an, dass sich Achtung und Vertrauen erst etablieren müssen, man könne nicht selbstverständlich davon ausgehen, dass Patient/inn/en mit „Prinzipien wohlwollender Interpretation", also mit der grundlegend positiven Unterstellung, in ein Gespräch mit Arzt oder Ärztin treten. Dazu, so könnten wir vermuten, haben zu viele Patientinnen und Patienten zu viele Schauergeschichten gehört. Dann geht es um die behutsame Wortwahl: Worte können verletzen, Worte können heilen. „Ich versuche immer", schreibt Lown, „noch einen Silberstreifen am Horizont auch in der finstersten Situation zu entdecken. Das hat wenig mit Wahrheit oder Falschheit zu tun. Es rührt aus dem tiefsten Bestreben her, wirklich Arzt zu sein und dem Patienten zu helfen, mit einer hoffnungslosen Lage fertigzuwerden und zu gesunden, wann immer es nur möglich ist."[100]

Ein gutes Gespräch ist ein solches, wie der englische Theologe Rowan Williams einmal ausführte, das in jedem Gesprächszug zu einem weiteren Gesprächszug einlädt und sich auch korrekturwillig zeigt. „Dialog" ist ein Aufeinander-Zugehen, das gilt auch für Gespräche über Diagnosen und Therapiepläne. Ein gutes Gespräch baut Vertrauen auf – dies hat auch mit persönlicher Kenntnis des Gegenübers zu tun. Es geht darum, Interesse zu wecken, aber auch darum, aktiv zuzuhören und sich für den Standpunkt des anderen zu interessieren, nach dessen Bedürfnissen und Wünschen zu fragen. Erst auf diesem Angebot kann in einer klaren Sprache ein Behandlungsvorschlag präsentiert werden, wobei auch auf Einwände eingegangen werden sollte. Wichtig ist es auch, das Gespräch im Sinne einer Entscheidung zu einem guten, klaren und die Zukunft strukturierenden Abschluss zu bringen.[101] Patient/inn/en empfinden es als ungeheuer mühsam, wenn sie nicht ernst genommen werden. Wenn es etwa um das Thema „Schmerz" geht, wollen Patient/inn/en vor allem, dass dieser Schmerz, den sie wahrnehmen, ernst genommen wird. Da geht es auch um das, was heute „ownership" heißt – wer verfügt über die Wahrnehmung meines Schmerzes, wer hat das Recht, meinen Schmerz kleinzureden? Grundlage einer Gesprächskultur ist Ernsthaftigkeit im Umgang miteinander.

Petra Kuntner, ein Südtiroler Mädchen, das 1986 im Alter von 16 Jahren an Krebs verstarb, erzählte von der schwersten Zeit in ihrem Leben, als der Krebs ausbrach, Schmerzen verursachte und der behandelnde Arzt nicht herausfinden konnte, was die Ursache war. „Ich habe wahnsinnige Schmerzen gehabt, und jeder Arzt hat gesagt, er finde nichts … Und da bin ich eines Tages zu dem Arzt gekommen, der mir gesagt hat: ‚Es ist alles nur EINBILDUNG.' Und das war ganz schlimm für mich; das hat beinahe mehr wehgetan als das andere."[102] „Ernsthaftigkeit" und „Fürsorglichkeit" sind Zeichen echten Interesses. Das zeigt sich vor allem auch im Zuhören.

Sprachprobleme können vielschichtig sein

Gesprächskultur hängt nach dem deutschen Philosophen Hans Georg Gadamer auch wesentlich mit einer geteilten und gemeinsamen Sprache und Geschichte zusammen; Letztere kommt im Kontext eines Krankenhauses dadurch zustande, dass Ärztin und Patientin in kontinuierlicher Sorge und Pflege eine gemeinsame Geschichte aufbauen. Erstere – die gemeinsame Sprache – stellt eine Herausforderung dar; ein Krankenhaus ist nicht nur eine medizinische Einrichtung, sondern auch eine bürokratisch verwaltete Institution. Beide – Medizin und Verwaltung – sind Quellen von sprachlichen Unverständlichkeiten. Es ist nicht selbstverständlich, dass sich eine Verwaltungssprache um Klarheit bemüht. Im Jahr 2005 erhielt Axel Gedaschko als Landrat des Landkreises Harburg den Kulturpreis für Deutsche Sprache für seine Verdienste um eine bürgernahe Verwaltungssprache. Gedaschko wurde für seine Bemühungen, die amtlichen Bescheide und Verwaltungstexte klarer und verständlicher zu formulieren, ausgezeichnet. Hier wären auch Potenziale für ein Krankenhaus vorhanden. Auch die Gesundheitswissenschaften mit ihren Terminologien erschweren Verständigung und Verständlichkeit. Der Aufbau einer gemeinsamen Sprache gestaltet sich als schwierig, weil die medizinische Fachsprache von der Umgangssprache weit entfernt ist; dazu kommt, dass sich gerade im internen Diskurs innerhalb des Personals ein „Fachjargon" etabliert, der schnelles und präzises Arbeiten ermöglicht, aber auf Kosten der Verständlichkeit durch Laien geht. Hier kann es eine großartige Herausforderung sein, Diagnosen in eine verständliche Sprache zu übersetzen. Ein Chirurg erklärte uns in einem Gespräch: „Ich bemühe mich immer, wenn ich über statistische Wahrscheinlichkeiten rede, etwa dass es zu Komplikationen bei einer Galleoperation kommt, um Bilder, um eine bildhafte Sprache, damit der Patient sich etwas vorstellen kann." Es ist eine Kunst, komplexe Sachverhalte klar darzustellen.

Eine gemeinsame Gesprächssituation wird natürlich auch empfindlich erschwert, wenn wir auf Sprachprobleme stoßen, die mit Muttersprache und Fremdsprache zu tun haben. Stellen wir uns etwa folgende Alltagssituation vor: Eine aus der Türkei stammende Frau, die des Deutschen kaum mächtig ist, kommt in Begleitung ihrer Tochter, die als Dolmetscherin agiert, auf die Ambulanz, um Schmerzen abklären zu lassen. Der behandelnde Arzt – ein Mann, was die Dynamik auch erschwert – stellt Fragen, die Tochter übersetzt, die Mutter antwortet, die Tochter übersetzt. Aufgrund des höheren Aufwands kann es leichter zu Ungeduldsregungen aufseiten des Arztes kommen, der unter Zeitdruck steht. Viel spannender ist freilich die Frage: Was geht in der Übersetzung verloren? Gerade wenn es um delikate Dinge (wie etwa Unterleibsschmerzen) geht, kann die Tochter nicht alles übersetzen, ohne kulturelle Barrieren und Beziehungsschranken zu durchbrechen.

Dazu kommt, dass die Übersetzung mitunter stark die Züge einer „Interpretation" annimmt, bei der auch die Beziehungsdynamik eine Rolle spielt. Da kann auch das Verhältnis der Generationen eine Rolle spielen, ob es sich, wie im Beispiel oben, um das Verhältnis von Mutter zu Tochter handelt oder um das Verhältnis der Enkel zu den Großeltern. Man denke etwa an eine Situation, in der die Enkeltochter dem Großvater in drastischen Bildern die Dramatik schildert, um den bekannt eigensinnigen Großvater zur „compliance" zu zwingen. Hier werden manchmal Patient/inn/en – meist gut gemeint – durch Dramatisierungen in der Übersetzung verängstigt – oder es wird eine Schroffheit vermittelt, die von ärztlicher Seite her nicht intendiert war. Ein Beispiel, das gerne erzählt wird: Der Arzt rät dem Patienten zur Vorsicht bei Milchprodukten, der Sohn übersetzt dem Vater: „Kein Joghurt mehr!" Hier kommt es zu Übermittlungsverlusten, die Diagnose und Therapie, aber auch „compliance" nachteilig beeinflussen können. „Es ist ziemlich häufig, dass Menschen mitkommen, die übersetzen, oder dass es Sprachprobleme gibt. Gerade mit den Kindern kommen sie ja mit", sagte uns eine Fachkraft im Interview.

Kristin Bührig von der Universität Hamburg hat im Rahmen von Forschungen zu „linguistic diversity management" auch Übersetzungsherausforderungen im Krankenhaus untersucht. Übersetzungen, die zu Diagnose-, Behandlungs- und Vertrauensdefiziten führen, sind keine Seltenheit. Mitunter kommt niemand zum Übersetzen mit und es steht auch keine professionelle Unterstützung zur Verfügung. Aus einem Interview auf der Augenheilkunde:

> „Oft können sie einfach sehr schlecht Deutsch. Manchmal bei Frauen, die stationär da sind, dann schicken sie keinen Dolmetscher mit. Und es ist dann einfach schwierig. Und wenn sie ambulant kommen, dann ist ja manchmal einfach keiner dabei."

In diesen Situationen werden mitunter auch Reinigungskräfte und anderes Personal, die Patientin im Nachbarbett oder ein Besucher auf der Station ad hoc als „Übersetzungshilfen" eingesetzt. Das bringt offensichtlich Risiken mit sich, vor allem, wenn es um Dosierungen oder Behandlungsdetails geht. Man kann sich vorstellen, wie belastend es für die betroffene Person, aber auch das Personal und die Mitpatient/inn/en sein kann, wenn eine Patientin, ein Patient sich nicht verständigen kann. An einem österreichischen Krankenhaus wurde im Sommer 2004 bei einer Frau, die sich erst in der 28. Schwangerschaftswoche befand, unnötigerweise eine Kaiserschnitt-Geburt durchgeführt. Sie war mit einer anderen Patientin verwechselt worden, deren Schwangerschaft bereits die 40. Woche erreicht hatte. Der Hintergrund: Zwei Türkinnen, die nicht Deutsch sprachen, waren im selben Zimmer untergebracht. Per Lautsprecher wird die Frau, bei der der Kaiserschnitt ansteht, aufgerufen, es meldet sich die andere Patientin, die zur Kontrolle der Herztöne ihres Kindes im Krankenhaus war. Sie wird in den Kreißsaal gefahren, versucht sich zu wehren, wird nicht verstanden – und die Geburt wird eingeleitet. Als Familienangehörige zu intervenieren versuchen, ist es zu spät.

Nun ist es einfach zu sagen, dass hier etwas getan werden muss. Es verwundert jedenfalls nicht, dass eine Angestellte im Interview sagte:

> „Bei Operationen muss schon wer mitkommen zum Übersetzen. Auch das Übersetzen ist schwierig. Weil es geht ja manchmal um komplexe Sachen. Da ist es auf Deutsch schon schwierig. Und wer weiß, was da übersetzt wird."

Es ist auch klar, dass über Übersetzungsdienste und Dolmetschbedürfnisse gesprochen wird, was aber gerade bei einem kleinen Krankenhaus sehr schwierig sein kann. Aber auch überschaubare Anstrengungen können bereits ein guter Schritt zur Alltagsbewältigung sein. In einer Abteilung, die viele türkische Patient/inn/en betreut, hat das Personal türkische Grundbegriffe gelernt, um wenigstens eine Verständigungsbasis zu haben. Hier ist es sinnvoll, eine klare Vorstellung vom „Krankenhaustürkisch" zu haben, das sich vom „Touristentürkisch" natürlich unterscheidet: Welche Worte, Phrasen, Sätze sind im Kontext eines Krankenhauses aus einer Fremdsprache relevant?

Interkulturelle Kommunikation

Neben dem Problem „Deutsch als Fremdsprache" haben wir auch die Herausforderung der interkulturellen Kommunikation. Sie geht Hand in Hand mit sprachlichen Schwierigkeiten, reicht aber noch tiefer. Wenn ein türkischer Mann sagt: „Ich habe mich im Kopf erkältet", kann das ein Hinweis auf einen bevorstehenden Zusammenbruch sein, dessen Bedrohung bildhaft ausgedrückt wird. Edward Hall hat Kultur als „stille Sprache" und „verborgene Dimension" („silent language", „hidden dimension") beschrieben. Sie umgibt uns wie die Luft, die wir atmen. Kulturelle Standards prägen die Wahrnehmung, etwa die Frage, wie viel Nähe ein Mensch vertragen kann, ab wann die Nähe eines Menschen als unangenehm empfunden wird, welche Botschaften hinter Berührungen wahrgenommen werden, welche unsichtbaren Grenzen beim Eindringen in die Sphäre der eigenen Leiblichkeit (Wer darf wen wo und wie berühren?) bestehen. Zutiefst kulturell beeinflusst ist auch die Gender-Dimension menschlichen Lebens. „Wir hatten auch schon Männer, die nicht von einer Frau angeschaut werden wollen. Aber bei uns gibt es halt nur Frauen", sagte uns eine Gesprächspartnerin auf einer Abteilung.

Kulturelle Faktoren entscheiden auch darüber, was – um es in der Sprache der englischen Sozialanthropologin Mary Douglas auszudrücken – als angebracht („in place") und was als unangebracht („out of place") gilt. Wann darf man welches Kleidungsstück ablegen? Wann ist es „out of place", mit Schuhen durch einen Raum zu gehen? Wann ist es unangebracht, etwas zu sagen? Es gibt eine Reihe von Quellen für interkulturelle Missverständnisse, etwa Wahrnehmung und Anerkennung von Autorität, Sprache, die Kultur des Berührens, Fragen von Ernährung und Mahlzeiten, die Rolle der Familie … Isaiah Berlin, der sich als englischer Intellektueller, der ursprünglich aus Litauen stammte, immer wieder für die Schönheit der Vielfalt ausgesprochen hat, hat uns daran erinnert, dass es der Empathie und der Vorstellungskraft bedürfe, um gut mit Vielfalt zurechtzukommen. Das ist also auch im Krankenhaus gefragt – Einfühlungsvermögen und Fantasie. Und dazu noch Aufrichtigkeit und Humor – denn es ist keine Schande, ehrlich zuzugeben, dass man in einer interkulturellen Situation überfordert ist, aber nichts falsch machen möchte. Hier ist es besser, Unwissen zuzugeben und zu fragen. Kultur prägt unser Leben von Grund auf. Dabei hat niemand „mehr Kultur" als ein anderer Mensch. Menschen teilen zwar das Menschsein, aber sie nehmen Dinge auf verschiedene Weisen wahr. Hier spielen auch kulturelle Faktoren bei der Einschätzung von Krankheit und bei der Erwartung an den Behandlungserfolg eine große Rolle. Es macht einen Unterschied, ob Krankheit als „Strafe" oder auch als „Konsequenz" (eigenen Handelns oder auch aus einem früheren Leben) wahrgenommen wird oder unter den „unergründlichen Ratschluss" Gottes gestellt wird.

Ein Lächeln kann in verschiedenen kulturellen Kontexten unterschiedlich ausgelegt werden, ein Geschenk – hier wären wir beim Thema „Korruption im Krankenhaus" – kann unterschiedliches Gewicht haben. Menschen nehmen in einer bestimmten Weise wahr – sie sehen etwas „als etwas". Das gilt auch für den Schmerz und den Ausdruck des Schmerzes. Schmerz und Emotionen werden in Abhängigkeit von einer bestimmten Kultur ausgedrückt. Südeuropäische Gepflogenheiten lassen etwa eine größere Dramatik im Ausdruck des Schmerzes zu als nordeuropäische – um nicht zu sagen: „verlangen eine stärkere Dramatik". Hier sind auch Normen im Spiel. Die amerikanische Sozialanthropologin Jean Briggs hatte in den späten 1960er-Jahren siebzehn Monate bei den Inuit in der Arktis verbracht und musste lernen, ihre Emotionen zu kontrollieren, da „Zorn" schlichtweg im kulturellen Repertoire nicht vorgesehen war.

„Never in Anger" ist denn auch der Titel ihrer Studie.[103] Die Sprache der Kultur geht also tief, sie tangiert auch die Sprache der Emotionen im Sinne der Fragen: Welche Emotion wird unter welchen Umständen bei wem zugelassen und kann/muss auf welche Weise zum Ausdruck gebracht werden?

Eine bekannte und in ihrer Bedeutung steigende Herausforderung ist der Umgang mit Familien mit muslimischem Hintergrund. Was bedeutet es, Möglichkeiten für das rituelle Gebet zu schaffen, den Ramadan zu berücksichtigen, die Essgewohnheiten zu respektieren? Es kann hilfreich sein, großzügige Besucherregelungen für die Großfamilie zu gestatten, eine Mikrowelle für das Erwärmen des von Angehörigen gebrachten Essens bereitzustellen, nach Möglichkeit zur Gebetserleichterung muslimische Patient/inn/en zusammenzulegen, türkische Medien anzubieten, wenn es sich um eine türkischstämmige Familie handelt.

Elisabeth Wesselmann vom Städtischen Krankenhaus München-Schwabing arbeitet unter anderem im Bereich der interkulturellen Verständigung, in der es leicht zu Missverständnissen kommen kann. In einem Vortrag nennt sie Beispiele: Der vermeintlich „aggressive" Patient, der sich bei der Morgenwäsche wehrt, will seine rituellen Waschungen vornehmen und wird daran von den Pflegekräften gehindert; der vermeintlich frauenfeindliche Patient wollte im Ramadan einer Frau nicht in die Augen schauen und ihr die Hand nicht geben. Natürlich gibt es „den muslimischen Patienten" nicht, aber es ist hilfreich, sich ein allgemeines Rüstzeug zurechtzulegen.

In der Literatur über interkulturelle Kommunikation findet man etwa folgende Hinweise oder „Regeln": Geh nicht davon aus, dass in anderen Kulturen dieselben Regeln gelten. Verlasse dich nicht auf deinen Sinn von „Normalität", vertraute Verhaltensweisen können verschiedene Bedeutungen haben. Geh nicht selbstverständlich davon aus, dass das, was du gemeint hast, auch so angekommen ist. Geh nicht selbstverständlich davon aus, dass das, was angekommen ist, bei dir auch so gemeint war; die meisten Menschen verhalten sich rational, man muss nur verstehen, auf welcher Grundlage. Versuche, dich einer klaren und einfachen Sprache zu bedienen. Und: Auch wenn Menschen die Sprache nicht gut verstehen, können sie gebildet und intelligent sein (es ist ein Missverständnis, Menschen in ihrer Auffassungsgabe niedrig einzuschätzen, wenn sprachliche Schwierigkeiten vorliegen).

Als entscheidende Tugenden gelten in der interkulturellen Verständigung:

- Aufrichtigkeit und Ehrlichkeit (Nichtwissen zugeben),
- Nachfragen, was auch ein Zeichen von Respekt sein kann,
- Geduld (Nachfragen, Zeit einplanen),
- Aufmerksamkeit (genau zuhören, auf nichtverbale Signale achten),
- Humor (die Fähigkeit, mit Unvollkommenem umzugehen).

Hindernisse sind demgegenüber Selbstgefälligkeit, Eitelkeit und Borniertheit (verstanden als Fixiertheit, Engstirnigkeit). Anders gesagt: Krankenhäuser sind auch Charaktersache!

Schwierige Kommunikationssituationen meistern: „crucial conversations"

Es kann bei heiklen Situationen in einem interkulturellen Kontext (Beispiel: unheilbar kranke Familienangehörige) sehr hilfreich sein, ein Familientreffen einzuberufen, um alle Beteiligten kennenzulernen. Hier können Fragen gestellt werden, es wird sinnvoll sein, schriftliches Material zu benutzen, damit sich der Familienverband beraten kann. So können die Eintrittsstellen für Missverständnisse, die natürlich nie ausgeschlossen werden können, wenigstens minimiert werden. Überhaupt ist der Umgang mit Familiensystemen ein wichtiger Aspekt im Krankenhausalltag. Ein Patient, eine Patientin ist selten ein isoliertes Individuum, da spielen in der Regel Systeme mit: Familien, Freundschaften. Ähnlich wie Arbeitslosigkeit ein gesamtes soziales System betrifft, das auch Angehörige und Freund/inn/e/n oder Kolleg/inn/en einschließt, betrifft eine Erkrankung auch ein Gefüge von Menschen. Gerade Angehörige können die Situation einfacher, aber auch sehr viel komplizierter machen. Sie stellen in manchen Fällen „im Namen des Angehörigen" erhebliche Ansprüche, fühlen sich in einer „advokatorischen Rolle" und schränken, ohne es zu merken, die Selbstbestimmung des betroffenen Patienten ein. Gleichzeitig können Angehörige, weil sie über „dichtes Wissen" des Patienten oder der Patientin verfügen, hilfreich sein, eine Rolle im Therapieprozess übernehmen, gemäß dem Sprichwort: „It takes a village to heal a person." Mitunter kommt auch eine Großfamilie mit ins Krankenhaus, motiviert von einem Krankheitsverständnis, dass die Krankheit eines Familienmitglieds eine Familienangelegenheit sei und nur so bewältigt werden könne. Dass dies für den eben angesprochenen Übersetzungsaufwand babylonisch verwirrend sein kann, beziehungsweise die Übersetzungsprobleme noch verschärfen kann wenn viele Köchinnen und Köche im Sprachbrei rühren, liegt auf der Hand.

Eine besondere Form des Gesprächs ist das, was man „crucial conversation" nennen könnte. „Crucial conversations" sind entscheidende Gespräche, wichtige Unterredungen. In einem Krankenhaus treten solche Gespräche etwa in jenen heiklen Situationen auf, bei denen unangenehme Wahrheiten vermittelt werden müssen. „Crucial conversations" haben mit Entscheidungssituationen zu tun oder sollen dazu dienen, eine Entscheidung herbeizuführen. Es handelt sich um Gespräche, die den weiteren Verlauf eines Lebens mitprägen und als Bezugsgröße für weitere Schritte dienen. Es sind stets Gespräche, die die besonderen Umstände in den Blick nehmen. Sie verlangen daher nach den Schlüsselfähigkeiten des Zuhörens und des (Mit)Teilens und nach ehrlichem Respekt und einer wachen Vorstellungskraft. Sie können auch mit der Fähigkeit zu tun haben, gut mit Geschichten umzugehen. Rosalyn Schwartz hat mit gutem Grund die Ärztin als Geschichtenerzählerin, den Arzt als Geschichtenhörer beschrieben.[104] Ärztinnen und Ärzte erzählen Geschichten; eine Diagnose ist eine Geschichte, die auch gut erzählt werden will. Man möge die Kunst des Geschichtenerzählens in ihrer Bedeutung für ein Krankenhaus nicht unterschätzen. Sie ist entscheidend bei „crucial conversations". Florian Teeg schildert seine erste Erfahrung eines solchen Gesprächs während seiner Zeit als Assistenzarzt:

> „Den ersten dieser Momente erlebte ich mit Herrn Wolf. Unsicher und umständlich hatte ich ihm die Ergebnisse der Untersuchungen geschildert und ihm gesagt, dass es, laut Statistik,

keine Heilung für ihn geben würde. Egal woher die Tumorzellen letztlich kamen. Herr Wolf hatte mir schweigend zugehört. Als ich geendet hatte, blickte er mich fest an. Ich wurde nervös, hatte das Gefühl, festgenagelt zu werden, fliehen zu müssen. Doch ich blieb. Dann kullerte eine Träne aus Herrn Wolfs linkem Auge. Eine einzelne. Schließlich nahm er meine Hand. Nicht lange, nur einige Augenblicke. Aber es war lang genug, um ein tiefes Gefühl von Verbundenheit zu erzeugen. Zwei Menschen, die sich gegenseitig stützten, er mich mindestens genauso wie ich ihn. Schließlich entließ er mich und dankte mir für meine offenen Worte. Ich zog mich verwirrt, aber erleichtert zurück."[105]

Hier ist das Gespräch gelungen. Man kann nicht selbstverständlich davon ausgehen, dass die Rahmenbedingungen für „crucial conversations" gegeben sind. Nehmen wir eine Anleihe bei einem Mythos der jüdischen Tradition. Ein ausgezeichnetes Beispiel für ein wichtiges Gespräch findet sich im dritten Kapitel des Buches Exodus. Gott spricht zu Mose aus dem brennenden Dornbusch. Hier handelt es sich um eine göttliche „art of holding crucial conversations". Wie geht Gott bei diesem wichtigen Gespräch, das er mit Mose führt, vor? Er überrascht den Vieh hütenden Mose und erregt seine Aufmerksamkeit; er nennt Mose beim Namen und gibt ihm zu verstehen, dass er weiß, mit wem er es zu tun hat, und dass es ihm um ebendiese Person geht. Er schafft einen Rahmen von Ernsthaftigkeit („Komm nicht näher heran!", „Leg deine Schuhe ab!") und verleiht der Situation damit Gewicht und Bedeutung; Gott erzählt Mose dann vom Zustand und auch der Geschichte seines Volkes – damit tut Gott sein Mitgehen und sein Wissen um die Lage der Israeliten kund („Ich habe das Elend meines Volkes gesehen."); Gott formuliert klare Erwartungen an Mose („Und jetzt geh! Ich sende dich zum Pharao. Führe mein Volk aus Ägypten heraus."). Gott offenbart etwas von sich selbst: Wir finden in Ex 3,14 die Offenbarung des Gottesnamens. Das scheint ein entscheidender Punkt in wichtigen Gesprächen zu sein – es geht auch um einen Moment der Selbstenthüllung. Hier sind Eckpunkte einer gelingenden „crucial conversation" benannt: Die Aufmerksamkeit ist zu binden, Name und Situation des

Gegenübers müssen bekannt sein, es ist also eine persönliche Unterredung, es ist ein Rahmen von Ernsthaftigkeit herzustellen, die eigene Position muss klar sein.

Immer wieder haben wir es im Krankenhausalltag mit der Notwendigkeit von „crucial conversations" zu tun. Eine im Krankenhaus angestellte Sozialarbeiterin sagte uns im Interview:

> „Ich komme gerade von einem Gespräch, wo es darum ging, dass die Patientin, die ist ca. 48 und hat vier Kinder, davon sind drei noch minderjährig, im Teenageralter … Die Situation ist die, dass die Mutter bald versterben wird und durch ihre Erkrankung nicht mehr lange Zeit hat. Das ist auch besprochen mit ihr und mit den Kindern und wir schauen jetzt gemeinsam weiter: Was braucht es, damit sie zu Hause versorgt werden kann, aber auch, wenn es zu Hause dann nicht mehr geht, welche Alternativen es gibt. Dann muss man einfach mit allen offen reden und das machen wir."

Verpflichtung auf Wahrheit und Herstellung von Gemeinsamkeit erweisen sich als Schlüsselmomente. In der einschlägigen Literatur[106] wird man daran erinnert, dass Aufklärungs- (wie auch Diagnose-) Gespräche sich am Informationsbedürfnis der Patientin orientieren müssen, durch einfache Informationsweitergabe, und den Raum für Rückfragen sicherstellen müssen, dass die Information verstanden wurde, Zeit zu geben, mitentscheiden zu lassen, Hoffnung zu vermitteln und auch Gefühle anzusprechen. Das sind weder Kochrezepte noch ist es Hexerei, sondern es entspricht der Kunst eines guten Gesprächs, wie wir es aus vielen Kontexten kennen.

Im Wesentlichen geht es um Respekt. In Ina Yalofs Beschreibung des „New York Columbia Presbyterian Medical Center" brachte es die Rezeptionistin Alice Ruiz auf den Punkt: „Du musst wissen, wie man mit Menschen umgeht. Ich versuche immer, sie mit Respekt zu behandeln und habe selten Schwierigkeiten."[107] Respekt zeigt sich in vielen Kleinigkeiten, der Anrede, dem Blickkontakt, der geschenkten Zeit …

FEHLERKULTUR: TRANSPARENZ UND LERNEN

Respekt vor Menschen zeigt sich auch im Umgang mit Fehlern. Hier steht jede Institution – auch ein Krankenhaus – vor der Versuchung eines Mechanismus, die Institution auf Kosten der Einzelfälle zu schützen. Diese Dynamik hat sich etwa im Umgang mit Gewalt gegen Kinder bei verschiedenen Institutionen, Kirchen, Einrichtungen der Jugendwohlfahrt oder auch bei der BBC, gezeigt. Hier stoßen wir auf eine Schnittstelle zwischen persönlicher und institutioneller Ethik. Fehler können von Systemen (etwa Computerfehler, deren Risiko in einem hoch technisierten Krankenhaus steigt), Individuen oder Gruppen von Menschen (etwa OP-Teams) begangen werden. Fehler kommen, wie Klaus Meyer-Abich anführt, häufig vor: „Nach einer Auswertung des Sachverständigenrats stirbt etwa ein Promille aller Krankenhauspatienten an vermeidbaren Fehlern."[108]

Fehler sind durchaus Bestandteil des Krankenhausalltags: kleine Fehler in der Diagnose, der Medikamentendosierung oder der Hygiene, die sich nicht weiter gravierend auswirken, und große Fehler, die auch zum Tod von Menschen führen können. Mitunter sind Fehler einmalig, es gibt aber auch das Phänomen von strukturellen Mustern. In der Literatur findet man dazu etwa das Begriffspaar „patterns and perpetuation". Dahinter steht die Idee, dass sich in Institutionen Handlungsmuster herausbilden, die sich zugunsten der Fehlerbildung verfestigen können.[109] Man könnte in bestimmten Zusammenhängen auch von einer „perpetuation of error"[110] sprechen. Systemische Fehler erzeugen weitere Fehler: Fehler können Folgefehler nach sich ziehen, Kaskaden bilden.[111] Wenn man etwa die Aufnahme von Patient/inn/en nicht gut geregelt hat, kann sich das auf alle weiteren Aspekte des Krankenhausaufenthalts auswirken. Eine Forschungsgruppe hat herausgefunden, dass im Krankenhaus erworbene Infektionen sich in bestimmten Krankenhäusern auffallend und nachweislich häufen. Hier haben wir es mit institutionellen Unzulänglichkeiten zu tun, mit Systemmängeln.[112] Dabei sind Schädigungen, die eher auf die Behandlung als auf die Erkrankung zurückgehen, nicht selten. Nach internationalen Studien kommen sie bei 2,9 bis 3,7 Prozent der Patienten vor. Mehr als die Hälfte dieser

Ereignisse wird als vermeidbar eingestuft. Für Deutschland schätzt man die Mortalitätsrate durch vermeidbare unerwünschte Ereignisse bei Krankenhauspatienten auf 0,1 Prozent; dies entspräche 17.000 Todesfällen pro Jahr. Solche Ereignisse werden durch Kommunikationsprobleme aufgrund der komplexen Abläufe in Krankenhäusern begünstigt. Da man rund um die Uhr Dienstleistungen anbieten muss, ist ein Schichtdienst erforderlich. Bei jeder Übergabe und auch bei jeder Abstimmung zwischen verschiedenen Abteilungen kann Information verloren gehen: Die Palette reicht von der Verwechslung von Medikamenten bis hin zur Verwechslung von Patienten und operativen Eingriffen. „Stille Post"-Effekte in der Übermittlung sind hier nicht auszuschließen, es handelt sich also um neuralgische Punkte im System.

Von der Fehler- zur Sicherheits- und Lernkultur

Entscheidend ist hier vor allem der Aufbau einer „Fehlerkultur", will heißen, einer Patient/inn/en-Sicherheitskultur, einer Verantwortungskultur und einer Lernkultur. Dazu gehört zunächst, Fehler oder kritische Ereignisse (critical incidents), die zu Fehlern hätten führen können, zu berichten und offen damit umzugehen. Diese kritischen Ereignisse können dann genauer untersucht werden, und es können Einflussfaktoren identifiziert und verändert werden, damit derartige Ereignisse in Zukunft seltener auftreten. Eine Reihe von Maßnahmen hat sich in diesem Kontext als sinnvoll erwiesen. Dazu gehören der Abbau von Hierarchien und die Verbesserung der Kommunikation, die möglichst einfache Gestaltung und Standardisierung von Prozessen (denn je weniger Aufmerksamkeit und Gedächtnisleistung bei der Durchführung einer Aufgabe notwendig sind, umso weniger Fehler werden dabei gemacht), die Einbeziehung der Patienten (denn informierte Patienten können frühzeitig auf Fehler aufmerksam machen).[113] „Transparenz" erweist sich als Schlüsselwort. Behutsam präsentierte, das heißt den „Schandpfahl-Effekt" vermeidende Transparenz, wird gerade im Zusammenhang mit Glaubwürdigkeit und Redlichkeit als Orientierungsgröße gefordert: Hier bildet sich ein Fokus auf „learning and reporting" heraus.

Offenheit im Umgang mit Fehlern wird nicht nur aus ethischen Gründen (Leitbegriff einer Ethik der Redlichkeit), sondern auch aus strategischen Gründen empfohlen. Der Mangel an Transparenz birgt großes Risiko und kann langfristig sehr teuer werden.[114] Wiederum sind Standards der Kommunikation ein Schlüssel: Ist es gelungen, ein Klima zu schaffen, in dem Fehler nicht aus Angst vertuscht werden müssen und das eine Kultur der sinnvollen Transparenz fördert?[115] Es kann auf offizielle oder auf inoffizielle Weise über Fehler berichtet werden. In der Kommunikation ist zu unterscheiden, ob mit der Leitung, mit Kolleginnen und Kollegen, mit Patientinnen und Patienten oder mit Angehörigen über Fehler gesprochen wird. Ein besonderes Problem stellt hier, wie angedeutet, die Statusasymmetrie zwischen Ärztin und Patientin dar.[116] Hier ist menschliche Größe gefordert: Gespräche, in denen Fehler thematisiert werden, können peinlich, schwierig, belastend und zeitaufwendig sein.[117] Es braucht hier eine starke Motivation und die Überzeugung, dass solche Gespräche sehr wichtig sind.

Gerade im Zusammenhang mit dem Umgang mit Fehlern zeigen sich Persönlichkeitsstrukturen und die Anforderungen von menschlicher Größe, die nicht aus Leitbildern oder Seminaren entnommen und auch nicht zugekauft werden können. Die Bereitschaft, aus Fehlern zu lernen, hat ja unter anderem mit Emotionalität und Involviertheit zu tun. Wenn mir etwas „zu Herzen" geht, werde ich das Fehlverhalten gründlich untersuchen.

Ein berühmtes Beispiel aus der Medizingeschichte ist die Entdeckung von Ignaz Semmelweis, der von 1844 bis 1848 in einem Wiener Krankenhaus mit zwei Geburtsstationen mit dem Umstand konfrontiert war, dass an seiner Geburtenstation wesentlich mehr Frauen verstarben als auf der anderen Station. Semmelweis war nicht nur neugierig, sondern auch emotional betroffen und wollte den Dingen auf den Grund gehen. Ein entscheidendes Moment in der Hypothesenbildung, die er systematisch betrieb, um die Gründe für die erhöhte Frauensterblichkeit an seiner Station zu eruieren, war der Tod seines Kollegen, der sich nach der Arbeit an einer Leiche tödlich infiziert hatte. Daran erkannte Semmelweis, dass die Sterblichkeitsrate mit der Arbeit mit Leichen zu tun hatte, da an seiner

Abteilung Ärzte ausgebildet wurden, die sich nur schlecht desinfiziert vom Sezierraum zu den Patientinnen begaben. Das Moment der persönlichen Betroffenheit wirkte damals und wirkt heute noch entscheidend als Motor für das Anerkennen von Fehlern und das Lernen aus Fehlern. Und das wiederum hat vor allem mit Verantwortung zu tun.

Eine Verantwortungskultur entwickeln

Verantwortung besteht vor allem gegenüber den schwächsten Mitgliedern einer Gesellschaft. Angesichts steigender Vulnerabilität sind erhöhte Anforderungen an Verantwortung zu formulieren. Es gibt für die europäische Situation Hinweise, dass hohes Alter und niedriger Bildungsstand mit erhöhter Sorge über medizinische Fehler einhergehen.[118] Menschen, die von Armut betroffen sind, haben Hemmschwellen und Schwierigkeiten, den juristischen Apparat in Bewegung zu setzen.[119] Verantwortung im Sinne einer „disclosure" ist nicht genug. Es bedarf auch einer klaren Vermeidungsstrategie auf die Zukunft hin. Sensibler Umgang mit Verantwortlichkeit hat mit der Einrichtung klarer Zuständigkeiten zu tun, mit der Förderung kollegialer Verantwortungsstrukturen, mit der Einräumung eines entsprechendes Handlungsraums für einzelne Individuen, die dann auch die Verantwortung für ihre „agency" übernehmen. Leise ist auch an die Möglichkeit zur Vergebung zu erinnern: Längst fällige Versuche, eine „Kultur von Vergebung" in den Kontext des Diskurses um medizinische Fehler einzubringen, hängen auch mit der entsprechenden Kultur der Verantwortung zusammen. Nancy Berlinger hat fünf Schritte aufgelistet, die konstitutiv für eine Kultur der Entschuldigung und der Vergebung sind:

Die Anerkennung des Fehlers und der Verantwortung für den Fehler,

1. die Präsentation einer Erklärung,
2. der Ausdruck von Bedauern, Scham und Demut,
3. die Skizzierung und Realisierung von Maßnahmen, die ein Wiederholen des Fehlers unwahrscheinlicher machen,
4. eine Form der Reparation.[120]

MENSCH BLEIBEN IM KRANKENHAUS

Diese fünf Hinweise sind für einen redlichen Umgang mit Fehlern im Gesundheitssystem entscheidend.

Einen Faktor will ich aber noch ergänzen: Es gilt auch, Verantwortung auch vonseiten der Patientinnen und Patienten einzufordern – es gibt eine Verantwortung, im eigenen Gesundungsprozess eine aktive Rolle zu spielen. Es gilt, angesichts der allgemeinen und irreduziblen Lebensrisiken eine Verantwortung zu zeigen, angemessen (also mit Maß in Bezug auf die eigenen Ansprüche) mit den Unwägbarkeiten und Imperfektionen des Lebens umzugehen. Patientinnen und Patienten haben auch (Handlungs- und Wissens)-Pflichten, müssen sich an Regeln halten und können entsprechend auch Fehler machen.[121] Wir werden darauf noch im Zusammenhang mit Patient/inn/en-Pflichten zurückkommen.

Fehler, die erkannt und anerkannt werden und zu entsprechenden Reaktionen führen, bedeuten auch eine gewisse Veränderung der Machtverhältnisse in einem Krankenhaus.[122] Die mächtige Institution erweist sich als verwundbare Einrichtung, das mit Status und Handlungskompetenz ausgestattete Personal zeigt sich fehlbar. Hier ist die angesprochene Gesprächskultur mehr denn je gefragt. Es ist auffallend, dass Gesprächskultur und Klima sich auch als Schlüssel zum „glücklichen Krankenhaus" erweisen, wie es etwa John Griffith von der University of Michigan untersucht hat. „Glückliche Häuser" haben geringe Personalfluktuation, motiviertes Personal und zufriedene Patient/inn/en. Entscheidend sind das Klima und eben auch die Kultur des Gesprächs. Etwas altklug gesagt: Ein Krankenhaus als „Haus der Gesundheit" muss selbst gesund sein, muss ein gesundes Betriebsklima aufweisen.

DAS GLÜCK AM ARBEITSPLATZ: „HAPPY HOSPITALS"

Studien über Arbeitszufriedenheit weisen immer wieder aus, dass es Zufriedenheitsräuber und Zufriedenheitsstifter am Arbeitsplatz gibt. Der englische „happiness at work"-Index weist auf das Betriebsklima und die Menschen, die Qualität der Arbeit (abwechslungsreich, anspruchsvoll, interessant) und eine gute Work-Life-Balance als drei zufriedenheitsstiftende Faktoren hin und nennt schlechte innerbetriebliche Kommunikation, mangelnde Anerkennung und inkompetente Führung als die drei Faktoren, die Unzufriedenheit erzeugen.[123] Entscheidend sind nicht nur individuelles Verhalten (auf Ebene der Kolleg/inn/enschaft und der Führung), sondern auch die Rahmenbedingungen. Hier hat sich natürlich im Laufe der letzten hundert Jahre viel verändert. Menschen werden nicht mehr einfach ins Krankenhaus geschickt, „um dort zu sterben". Es hat sich in den letzten Jahren auch eine stärkere Sensibilität gegenüber „soft factors" durchgesetzt. Dennoch ist der Druck für ein Krankenhaus auf wenigstens vier Ebenen angestiegen: Technologiedruck (der Druck, auf Höhe der letzten technischen Entwicklungen zu sein), Kostendruck (der Druck, dem ökonomischen Kalkül Entscheidungen unterzuordnen), Zeitdruck (immer mehr soll immer schneller erledigt werden) und der Druck der Rechenschaftspflichtigkeit, also jener Druck, der von „Dokumentation" und „Berichtswesen", von Verwaltung und Bürokratie herrührt.

Diese Entwicklung ist durchaus verständlich: Moderne Krankenhäuser sind hochkomplexe Organisationen. Sie sind arbeitsteilig strukturiert, und es wird versucht, diagnostische und therapeutische Programme effizient und entsprechend der individuellen Problemstellungen der Patient/inn/en durchzuführen. Die dafür nötige Behandlungs- und Versorgungsarbeit will organisiert und verwaltet werden. Dadurch entstehen auch die berüchtigten Organisationszwänge, die sich auf zentrale Aspekte wie „Zeit" auswirken.[124] Einiges an Druck wird an die Mitarbeiterinnen und Mitarbeiter weitergegeben, was angesichts der ohnehin schwierigen Arbeit in Gesundheitsberufen (emotionale Belastung, hoher Anteil an Schichtdienst, Abend-, Nacht- oder Wochenendarbeit, Verrichten von Überstunden, ständiges Stehen bei der Arbeit, teilweise körperlich fordernde Arbeiten und strikte Hierarchien etc.) an die Grenze der Belastbarkeit führen kann. Es scheint in der alltäglichen Praxis häufig der Fall zu sein, dass unter dem Effizienzdruck nicht Prozesse optimiert, sondern lediglich die Belastungsgrenzen der Klinikmitarbeiter weiter gedehnt werden.[125] Kostendruck erzeugt Druck auf Menschen. Eine Krankenhausangestellte sagte uns im Interview:

„Was wird bezahlt? Ab einer bestimmten Leistung gibt es einfach nichts mehr. Die medizinische Leistung ist standardisiert
und dann sollte es aus sein. Wenn aber mehr gebraucht wird,
dann wird das in der Finanzierung nicht berücksichtigt. Aber
sie können viele eh nicht entlassen. Wenn Pflegebedarf da ist
und kein Heimplatz frei und die Warteliste so lange. Dann
braucht es Zwischenlösungen. Auch das ist wieder eine Geld-
frage, was man sich leisten kann.“

Der ökonomische Druck steigt in Zeiten wachsender Kosten des Gesundheitssystems, in Zeiten eines demografischen Wandels und in
Zeiten von Einsparungen.

Zerrissen zwischen ökonomischem Druck und Patientenfürsorge

Die deutsche Wochenzeitung *Die Zeit* brachte im September 2012
eine Gesprächsrunde mit einem Notarzt, einer Chirurgin, einem Me-
dizinethiker, einer Krankenschwester und einem ehemaligen Chefarzt zum medizinischen Alltag.[126] Hinweise auf die Unsinnigkeit vieler Rettungsfahrten und auf die Notwendigkeit, auf einer Station mit
einer bestimmten Größe eine Reinigungskraft zu beschäftigen, Andeutungen bezüglich der überhöhten Anspruchshaltung vonseiten
der Patient/inn/en und deren Angehörigen finden sich hier ebenso
wie das Bonmot: „Machen wir Papier- oder Patientenpflege?“, und
der kluge Rat: „Reden Sie mit dem einweisenden Arzt. Der kennt die
Krankenhäuser in seiner Umgebung. Fragen Sie ruhig: ‚Wo würden
Sie Ihre Mutter hinschicken?‘“ Tief blicken lassen auch Aussagen
wie: „Man hört im Arbeitsalltag ständig den Satz: ‚Das machen wir
jetzt so, sonst bekommt die Abteilung kein Geld‘“, „Im Moment
werden beispielsweise komplexe Herzfrequenzanalysen besonders
gut honoriert. Und siehe da, die steigen“, „Wir beobachten in den
vergangenen Jahren tatsächlich eine Zunahme bestimmter Eingrif-
fe, die wir medizinisch nicht erklären können“, „Es kann nicht sein,
dass der medizinische Sachverstand des Chefarztes vom Klinikdirek-
tor überstimmt wird“, „Wir haben in der Ärzteschaft eine besonders
ausgeprägte Kultur des Klappehaltens und Wegsehens“.

An diesen Beobachtungen über ökonomische Entscheidungslogiken im Krankenhaus, die medizinisches Abwägen – milde ausgedrückt – beeinflussen, wird ein Manifest für eine menschliche Medizin festgemacht, das etwa folgende Punkte (in einer nicht ganz geschlechtergerechten Sprache) enthält:

- Wenn ein Arzt sich in einem konkreten Fall – seinem Gewissen folgend – gegen die Klinik stellt, darf er nicht allein gelassen werden.
- Ärztekammern sollen Ärzten, die sich gegen ökonomische Vorgaben der Klinik wenden, den Rücken stärken.
- Der vorrangige Zweck von Krankenhäusern ist es nicht, Renditeerwartungen zu befriedigen. Die Ökonomie soll der Medizin dienen, nicht umgekehrt.
- Ärzte und Pfleger verbringen zu wenig Zeit mit Patienten und zu viel Zeit mit Dokumentation und berufsfremden Tätigkeiten. Ihre Arbeit soll von fachfremden Aufgaben entlastet werden.
- Nicht nur Ärzte müssen die Ökonomie verstehen – Ökonomen müssen auch die medizinische Seite im Blick haben. Der Arzt wird, wie es Marcia Angell einmal ausgedrückt hat, zwischen Medizin und Ökonomie zu einem „Doppelagenten", was bekanntlich Verratsverdacht mit sich bringt.[127]

Diese Hinweise geben Anhaltspunkte für eine Krankenhausethik unter Bedingungen ökonomischer Erwartungshaltungen. Wie kann in diesem Zusammenhang von „glücklichen Krankenhäusern", von „happy hospitals" gesprochen werden? Ähnlich wie im Zusammenhang mit der Frage nach Menschenwürde und Demütigung kann der Blick auf elementare Aspekte dazu dienen, sich dem Glück im Krankenhaus anzunähern – vor allem bezüglich der Faktoren „Zeit" und „Raum".

Bevor wir uns diesen beiden Kernfacetten zuwenden, noch eine Bemerkung: Mitunter ist von einem „Krankenhaus mit Seele" die Rede. Das ist an sich ein schönes Bild, um auszudrücken, was ein ethisch bemühtes Krankenhaus sein kann. Ein „Krankenhaus mit Seele" achtet auf kleine Dinge, bemüht sich um eine Kultur von Menschlichkeit, nimmt auch Fragen des Atmosphärischen ernst. Die Seele ist das Organ für das „Wie". Ein Krankenhaus mit Seele, um bei diesem Bild zu bleiben, stellt auch die Frage, wie etwas gemacht wird, und nicht nur, was gemacht wird. Das hat auch mit der Atmosphäre zu tun.[128]

Hier können auch Facetten wie Musik in der Notfallaufnahme,[129] Farben an der Wand oder Grün rund ums Krankenhaus eine Rolle spielen. Das betrifft den ersten Eindruck. Da kann es auch um die akustische Dimension, um Zwangsbeschallungen im Krankenhaus, gehen. Grumet hat den Geräuschpegel von Krankenhäusern beschrieben und Lärmbelästigung als iatrogenen Faktor identifiziert, also als krank machende Dimension.[130] Geräusche prägen die Kultur und sind milieubildend. Durch unkontrollierte Geräusche verliert ein Ambiente an Gepflegtheit. Laute Gespräche, das Klirren von Geschirrwagen, Piepssignale, Lautsprecher, Alarmglocken, Stöckel-schuh-Geklapper auf dem Gang, Telefonanrufe, Fernsehapparate – all dies zusammen kann zu einem „Pandämonium" führen, das eine anonyme Großstadtatmosphäre mitten in ein Krankenhaus bringt, das doch ein geschützter Rückzugsort für verletzliche Menschen sein soll. Es verwundert nicht, dass guter Umgang mit Geräuschen (Musik, Singen, die Idee eines „singenden Krankenhauses") die Heilungsprozesse unterstützt und die Atmosphäre verändern kann. Gerade Singen befreit, weil sich hier Spannungen lösen können, die sich durch die Fixierung des „Kampfes gegen die Krankheit" aufbauen. Nicht von ungefähr wird regelmäßiges Singen auch als „inneres Joggen" angesehen, was bei Patient/inn/en zusätzliche Tiefendimensionen eröffnen kann.

Im Zusammenhang mit der Atmosphäre kann es auch um konkrete Handgriffe gehen, die den Sinn für Kontrolle verstärken, etwa die Möglichkeit, Licht, Temperatur, Bett, Fernsehgerät, Vorhänge selbst steuern zu können, sich Tee zubereiten zu können und einen Sinn für Orientierung durch klares Design des Krankenhauses zu haben.[131] Patient/inn/en suchen nach einer Umgebung, die soweit wie irgend möglich den bekannten „Daheim-Lebensstil" begünstigt. Hier geht es immer wieder auch um Fragen von „ownership" – also Fragen der Kontrolle von Raum, Zeit und Lebenswelt. Wenden wir uns nun den elementaren Facetten „Zeit" und „Raum" zu.

Der Faktor Zeit

Wofür wird Zeit in einem Krankenhaus von einer Mitarbeiterin, von einem Mitarbeiter verwendet? Sind es vor allem diagnostische, therapeutische und pflegende Handlungen, sind es Besprechungen und Kommunikation, sind es Verwaltung und Dokumentation? In der Literatur und in den Gesprächen, die wir geführt haben, wird immer wieder Zeitmangel angeführt. Sehen wir uns einige Zitate aus einem Interview an, das mit einer Orthoptistin, einer Fachkraft für Augenheilkunde, geführt wurde:

> „Der Arzt möchte nach einer halben Stunde wissen, wie schaut es aus. Das geht nicht immer. Bei älteren Menschen oder bei Kindern. Die spüren, dass es dann schnell gehen soll. Und das ist schwierig. Die Kinder merken das … Es geht um die Zeit. In einer Ambulanz, wo Menschen warten. Da geht es um die Zeit und nicht nur für die Ärzte, auch für die wartenden Patienten … Der Zeitdruck. Wenn das ein ganz alter, dementer Mensch ist. Und wir nichts beschleunigen können. Das macht einen Stress, wenn man sieht, dass der Mensch schon eine Viertelstunde braucht, bis er am Stuhl sitzt."

Ähnlich hat sich eine Turnusärztin geäußert:

> „Ich denke mir immer, man sollte schon mehr auf den Einzelnen eingehen. Aber das geht nicht immer. Weil es kann schon sehr stressig sein und dann ist keine Zeit. Und dann denke ich mir aber auch, das Wichtigste ist, dass man versucht, den Patienten zu helfen, und dass sie gut versorgt werden."

Zeit ist ein kostbares Gut in einem Krankenhaus und ein Gut, das ungleich verteilt ist. Während manche Patient/inn/en über Langeweile klagen, steht das Personal unter Zeitdruck. Dazu kommt, dass das Personal aufgrund der Schichtdienste häufig gegen den eigenen Biorhythmus arbeiten muss. Viele Patient/inn/en erfahren zudem die Zeit im Krankenhaus als „verlorene Zeit".[132] Das normale Leben wird durch einen Krankenhausaufenthalt unterbrochen, der reguläre

Tagesablauf mit seinen zeitlichen Gepflogenheiten und der Möglichkeit zur selbstbestimmten Zeiteinteilung wird außer Kraft gesetzt. So kann sich unschwer das Gefühl einschleichen, wichtige Dinge nicht tun zu können und etwas zu versäumen. Manche Patient/inn/en erleben sich so, als wäre in ihrem Leben auf die „Pause"-Taste gedrückt worden. Sie flüchten in eine Parallelwelt, etwa des Fernsehens, und sind in ihrem reduzierten Sinn für Verantwortung kaum mehr wiederzuerkennen.

Dass dies nicht zur inneren Zufriedenheit beiträgt und dass angesichts so manchen Regressionsverhaltens Krankheit nicht als Ort des Wachstums erfahren werden kann, liegt auf der Hand. So verwundert es nicht, dass viele Patient/inn/en berichten, die verlorene Zeit nach Beendigung des Aufenthalts wieder „aufholen" beziehungsweise „gutmachen" zu wollen und zu müssen. So sind eine gewisse fundamentale Ungeduld und Unruhe Bestandteile des Krankenhausaufenthalts von vielen Patient/inn/en. Das wird unter anderem schon dadurch deutlich, dass die meisten im Regelfall gleich zu Beginn des Aufenthalts wissen wollen, wie lange sie bleiben müssen. Die Informationen, die ihnen auf diese Frage gegeben werden, sind jedoch aus einsichtigen Gründen oft vage, was ihre Unsicherheit und auch Ungeduld verstärkt.[133] Es ist ja bekannt, dass man sich leichter auf eine Wartezeit (etwa in einem Stau) einstellen kann, wenn klar ist, wie lange es dauern wird und warum die Verzögerung erfolgt. In der Regel befinden sich Patient/inn/en immer wieder in einem nicht klar durch ein „Warum" und ein „Wie lange" definierten Wartezustand. Sie warten auf Besuch, sie warten auf die Visite, sie warten auf Behandlung, sie warten auf Testergebnisse. David Wagner, der auf ein Spenderorgan gewartet hatte, widmet dem Warten eine ganze Seite in seinem Buch:

> „Ich warte zu Hause, ich warte im Wartezimmer, ich warte im Krankenhaus. Ich warte im Bett, ich warte auf dem Sofa, auf der Liege. Ich warte auf die Untersuchung, auf den Besuch, auf die Visite, ich warte auf das Essen und darauf, dass etwas passiert."[134]

Patient/inn/en berichten, dass die Zeit oft schleppend vergeht, vor allem zu bestimmten Zeiten im Tagesablauf, etwa wenn man zeitig erwacht und auf das Frühstück warten muss oder nachts nicht (ein)-schlafen kann und von Sorgen und Ängsten geplagt wird. Im Alltag der Patienten gibt es immer wieder lange Phasen des Nichtstuns, die in der Regel negativ erlebt und mit Langeweile assoziiert werden, und Gefühle des Alleinseins. Ein klarer Wunsch vieler Patienten ist es, dass ihnen ausreichend Zeit vonseiten des Krankenhauspersonals – sowohl von Ärzten als auch vom Pflegepersonal – geschenkt wird. Eine Pflege, die aus Gründen der Zeitknappheit (durch Personal-mangel) nicht mehr auf die persönlichen Bedürfnisse des Patienten eingehen kann (im Sinne eines „Flitz und Spritz"), wird sogar als entwürdigend eingestuft.[135]

Ohne unrealistische Forderungen stellen zu wollen, ergibt sich hier zumindest ein zweifacher Reflexionsbedarf in ethischer Absicht: Zum einen geht es darum, den Patient/inn/en Zeit widmen zu kön-nen, ohne dass der Eindruck eines „Abarbeitens" entsteht, der sich auch auf den Heilungsprozess nachteilig auswirken kann. Dies ist eine Frage der Organisation und der Zuteilung von Dienstpflichten, aber auch eine Frage der individuellen Fokussierungsfähigkeit, auch in einer Stresssituation „ganz im Augenblick" da zu sein und die Person, die anwesend ist, als die wichtigste anzusehen. Hier ist das Personal gewissermaßen auch in spiritueller Hinsicht gefordert. (Die Kunst, im Augenblick präsent zu sein, ist vor allem auch eine spiritu-elle Angelegenheit.) Zum anderen geht es aufseiten der Patient/inn/en darum – auch das eine spirituelle Herausforderung –, Zeit nicht einfach „totschlagen" zu müssen oder „verstreichen zu lassen". Die Fähigkeit, auch unter widrigen Umständen gut mit Zeit umgehen zu können (eine Fähigkeit, die man „Zeitresilienz" nennen könnte), sich sinnvoll beschäftigen zu können, ist eine Anforderung an die Kunst, Patient/in zu sein.

Im krassen Gegensatz zum Zeiterleben der Patient/inn/en, die das Gefühl haben, einen Überschuss an Zeit zu haben, mit dem sie im Umfeld des Krankenhauses jedoch vielfach wenig anfangen kön-nen, steht die Zeitwahrnehmung der Mitarbeiter/innen. Für sie ist Zeit eine Ressource, die knapp ist und die so gut wie nie im gewünschten Ausmaß zur Verfügung steht. Themen, die in diesem Zusammenhang in der Literatur behandelt werden und auch in der öffentlichen Debatte ihren Platz haben, lassen sich unter anderem mit den Stichwörtern „Zeit- und Arbeitsdruck", „Arbeitsverdichtung", „Zeitmangel", „Beschleunigung" oder „Überlastung" des Krankenhauspersonals ansprechen.[136] Vielen Ärzt/inn/en und Pflegenden fehlt in ihrem Arbeitsalltag die Zeit, ihre Tätigkeiten zur eigenen Zufriedenheit ausführen zu können. Man kann zwei Handlungsmuster benennen, die zeigen, wie Krankenhausmitarbeiter auf den Zeitdruck reagieren: das „Abarbeiten" von Tätigkeiten und das „Multitasking". „Abarbeiten" ist gekennzeichnet durch ein schrittweises Bewältigen der Arbeitsaufgaben ohne großes Überlegen und geistig-seelische Präsenz:

> „Ich mache einfach eins nach dem anderen. Ich habe einfach keine andere Chance. Ich setze mir meine Prioritäten und dann müssen die Patienten teilweise auch zurückstecken. Das tut mir dann auch leid, ich erklär es dann auch, manchmal verstehen sie es, manchmal auch nicht."[137]

Beim „Multitasking" werden verschiedene Aufgaben parallel erledigt, was oft auch mit häufigen Ortswechseln einhergeht. Dabei entsteht das Gefühl, „nichts richtig zu Ende zu bringen", und in der Tat führt der große Zeitdruck dazu, auf manche Maßnahmen verzichten zu müssen. Dazu ein Arzt: „Viele Sachen fallen halt aus Zeitgründen unter den Tisch, da wird nur das Notwendigste gemacht, dass man halt weiterkommt."[138] Diese Abstriche vom eigenen Anspruch verursachen bei manchen Krankenhausangestellten die Erfahrung permanenter Unzufriedenheit und damit auch einen erheblichen Leidensdruck. Dieser kann zusammen mit anderen Belastungsfaktoren (lange Arbeitszeiten, wenig Pausen, fehlende Anerkennung etc.) zu emotionaler Erschöpfung und Burn-out führen.[139] Denn wie schon seit dem 4. Jahrhundert bekannt ist, werden Erschöpfungszustände („Akedie") durch Ehrgeiz, Ungeduld und Zynismus genährt. Wenn jemand ständig gezwungen ist, unter den eigenen Qualitätsansprüchen zu arbeiten, bringt dies unschwer eine zynische Grundhaltung der eigenen Arbeit gegenüber mit sich.

Hier gilt es nachzudenken, wie Druck abgebaut werden kann, ohne diesen einfach abzuwälzen. Denn was vielfach geschieht, ist die Einbürgerung einer Kultur der Selbstentlastung: Um im Alltag mit der Arbeitsbelastung umgehen zu können, kommt es oft zu Entlastungshandlungen, die darauf abzielen, den eigenen Zeitdruck auf Kosten anderer (Mitarbeiter/innen oder Abteilungen) abzubauen. Die „eigene Haut" wird zulasten nachfolgender oder angrenzender Bereiche oder Personen gerettet, wie es etwa ein Stationsarzt bezogen auf den hohen administrativen Aufwand, der mit Entlassbriefen einhergeht, schildert:

> „Hauptsache, wir retten einen schlechten Patienten über die Woche, damit ich nicht Entlassbriefe schreiben muss, weil die sind ja dann ellenlang, und dann kann der Nächste das machen. Es ist so." [140]

Die Interaktionspartner/innen werden zu potenziellen „Zeitdieben" und zu potenziellen Opfern der eigenen Entlastungstätigkeit. Der ständige Mangel an Zeit wirkt sich häufig negativ auf die Interaktion zwischen Ärzt/inn/en, Krankenpflegekräften und Patient/inn/en aus. Einerseits berichten Angestellte, dass sie aufgrund der Rahmenbedingungen „am Menschlichen sparen müssen" und sogar „mehr Zeit mit der Akte als mit dem Patienten oder der Patientin verbringen". Andererseits kommt es durch Zeitmangel zu Kommunikationsdefiziten zwischen den Mitarbeitern (insbesondere zwischen Ärzt/inn/en und Pflegepersonal), die zu zeitraubenden Missverständnissen führen:

> „Das ist so richtig, wie ... Kennen Sie dieses Spiel als Kinder, wenn man sich in eine Reihe gesetzt hat und einer sagt: ‚Der Ball ist grün', und zum Schluss kommt raus: ‚Der Hund ist gelb' – genauso ist das." [141]

Wie sich zeigt, ist es für viele Mitarbeiter/innen aus zeitlichen Gründen schwierig, Erholungsphasen in ihren Arbeitsalltag einfließen zu lassen. Das hat auch etwas mit der Raumsituation zu tun. Sich während der Dienstzeit hinzusetzen und Zeitung zu lesen ist ein couragierter Akt, wenn rundherum Stress herrscht und es Anfragen gibt. Das kann nur in einer „Schutzzone" geschehen. Dies ist aber räumlich häufig nicht möglich. Dabei wären Rückzugsmöglichkeiten, in denen man abschalten und einen kommunikations- und pflichten-freien Raum betreten kann, um sich so kurzzeitig von den Belastungen der Arbeit zu distanzieren, aus Sicht der Betroffenen wünschenswert. So berichtet ein Ausbildungsassistent:

> „Ich habe versucht meiner Frau mal zu erklären: Es ist von 7 in der Früh bis 3 Uhr nachmittags volle Konfrontation. Und räumlich haben wir leider überhaupt keine Möglichkeiten. Wir haben zwar ein kleines Assistentenzimmer, wo man sich zwar kurz hinsetzen kann, aber das wird dann meistens so angesehen, dass man nichts tut, auch wenn man was tut." Und eine Dauersekundärärztin: „... Wenn ich jetzt einen gescheiten Arbeitsplatz hätte mit ein bisschen einer Rückzugsfähigkeit, wo ich nicht direkt an der Front sitz, wo die ganzen Angehörigen vorbeikommen und gleich Auskunft brauchen ... Dass ich einfach eine Ruhe habe, dort, das täte ich mir echt wünschen."[142]

So zeigt sich, dass Raum und Zeit miteinander verbunden sind. Die ethische Herausforderung besteht nun in Bezug auf Zeit- und Raumgestaltung wohl darin, eine Haltung der Gelassenheit zu entwickeln und einen Modus von Konzentration zu finden, der fokussiert arbeiten lässt. Gleichzeitig wird es darum gehen, „Inseln der Integrität" zu schaffen, Orte und Räume, in denen die Standards, die man sich vorstellt, bestmöglich verwirklicht werden können. Solche „Inseln" machen es erträglicher, wenn Kompromisse eingegangen werden müssen. Auch hier stellt sich die Frage, wo die Grenze zwischen einem akzeptablen und einem nicht akzeptablen Kompromiss liegt. Der bereits erwähnte Philosoph Avishai Margalit hat diese Grenze im Begriff der Erniedrigung gefunden: Ein Kompromiss wird inakzeptabel, wenn er zu Erniedrigung und Demütigung führt.[143]

Der Faktor „Raum"

Räumliche Aspekte spielen aus Patientensicht auf verschiedenen Ebenen eine wichtige Rolle im Krankenhausalltag.[144] Wir haben bereits auf die Bedeutung der Natur für das Krankenhauserleben hingewiesen. In einigen Studien beschreiben Patienten beispielsweise die Räumlichkeiten des Krankenhauses als dunkel, kalt, unsympathisch und „klinisch" und streichen einen krassen Gegensatz zum Gefühl, „zu Hause zu sein", heraus.[145] Tages- beziehungsweise Aufenthaltsräume werden als langweilig erlebt und die farbliche Gestaltung des Krankenhauses insgesamt als eintönig wahrgenommen, was sich natürlich alles unvorteilhaft auf die wahrgenommene „Atmosphäre" und „Stimmung" des Krankenhauses auswirkt. Speziell Untersuchungs- und Behandlungsräume werden in Patientenberichten sogar als „bedrückend" und „bedrohlich" beschrieben. Die fremde Umgebung samt den technischen Apparaten sowie unbekannten Wahrnehmungseindrücken macht den Patient/inn/en zu schaffen.[146] Besonders eindrücklich schildert Walter Weber diesen Sachverhalt in seinem Buch „Jenseits der Nacht. Erfahrungen im Krankenhaus":

> „Allein, ohne Schwester, gehe ich dann zum Lift und lasse mich mit einem Gefühl, als flatterten Dutzende aufgeregter Sommervögel in meinem leeren Magen herum, in die Tiefe befördern. Ich kenne mich inzwischen schon ganz gut aus in diesem unterweltlichen Labyrinth. Aber die im toten Neonlicht schimmernden Korridore und Untersuchungsräume haben für mich nichts von ihrer unheimlichen, furchteinflößenden Atmosphäre eingebüßt [...] und dann liege ich wieder auf irgendeinem der vielen Untersuchungstische, fühle die Kälte des Metalls durch das papierene Schutztuch, spüre die kalten Hände der Schwestern und Ärzte auf der Haut, die sich an meinem Leib zu schaffen machen."[147]

Auch wenn es dabei sicher zum Teil zu Übertragungsreaktionen kommt, bei denen mit dem eigenen Gesundheitszustand verbundene Gefühle der Angst, Verzweiflung und Hoffnungslosigkeit auf die Umwelt projiziert werden, ist man sich in der Forschung zunehmend einig, dass äußere Einflüsse und insbesondere raumgestalterische Maßnahmen hier einen großen Unterschied für die Wahrnehmung des Patienten machen können. Übersichtlichkeit, Helle, einladendes Design verringern Angst und Unsicherheit. Alte, abgenutzte oder gar befleckte und beschmutzte Einrichtungen dagegen wirken abstoßend und können Widerwillen oder sogar Ekel auslösen.[148] Gerade im Sinne der Bedeutung erster Eindrücke sind auch die Eingangsbereiche zu beachten. Eine von Jutta Busch zitierte Patientin moniert: „Ich denke, warum müssen Notaufnahmeräume so bedrohlich wirken, so todesnah, so kalt? Warum gibt es keine wärmende Farbe an den getünchten Wänden, kein tröstliches Bild?"[149] Hier können bereits Kleinigkeiten etwas bewirken, das ist nicht immer nur eine Frage von Geld oder gar viel Geld.

Ein besonderes Kapitel stellen die Zimmer dar. Sind die Krankenzimmer eigentlich wie Privatzimmer der Patient/inn/en zu behandeln, soll etwa angeklopft werden? Eine Ärztin sagt uns im Interview:

„Man kann nicht immer anklopfen. Aber ich versuche es. Aber ehrlich gesagt nicht immer. Es geht dann einfach nicht immer. Und es soll ja auch manchmal schnell gehen oder ich vergesse einfach."

Eine Kultur des Anklopfens deutet an, dass das Zimmer sich vom Gang unterscheidet, dass es nicht öffentliche und nicht zugeordnete Fläche ist, sondern von „Hoheitsansprüchen" strukturiert ist. Es ist auch interessant, dass nicht alle Patient/inn/en automatisch ein Einbettzimmer einem Mehrbettzimmer vorziehen würden. Manche bevorzugen ein Mehrbettzimmer, weil es die Möglichkeit zur Kommunikation gibt und der Einsamkeit vorbeugt.[150] Dennoch gibt es Unterschiede in der Qualität der Interaktion, wenn man Einbettzimmer mit Mehrbettzimmern vergleicht. In der Regel wird pro Patient mehr Zeit in einem Einzelzimmer aufgewendet als in einem Mehrbettzimmer; das wirkt sich auch auf die Qualität des Gesprächs aus. (Welche Fragen werden wie beantwortet?) Es scheint auch so zu sein, als wäre in einem Einbettzimmer mehr Raum für Empathie vonseiten des behandelnden Personals.[151] Das hat dann auch mit einzelnen

Klassen und unterschiedlichen Ausstattungen zu tun. Eine ethische Betrachtungsweise wird hier darauf drängen, dass diese Unterschiede explizit gemacht werden. Eine Angestellte sagte uns:

> „Die allgemeine Klasse: Da gibt's keinen Privatraum. Aber die Standards der allgemeinen Klasse sind auch recht unterschiedlich. Die Größe der Zimmer, aber auch, wie viele Menschen da drinnen sind. Aber von der Ausstattung ist es manchmal nicht gut … da haben sie im Neubau eine knallweiße Wand gemacht, da knallt's dich um."

Noch ein Hinweis auf ein bereits angesprochenes zentrales Detail: Zum Thema „Raum" gehört auch der Zugang zur Natur in Form von einem Krankenhausgarten oder wenigstens einem Fenster. Bereits ein Fenster kann einen großen Unterschied machen; es ist auffällig, dass in der deutschsprachigen autobiografischen Patientenliteratur, wie sie von Jutta Busch analysiert wurde, das Motiv des Fensters sehr häufig vorkommt. Den Patient/inn/en ist oft wichtig, dass sie hinausschauen können, sie „beobachten durch das Fenster ein Stück Außenwelt und entwickeln zum Teil besondere Beziehungen zu den Objekten, die sie sehen können."[152] Kontakt mit der Natur führt zu größerer Zufriedenheit, Stressabbau und „entspanntem Wachsein" (wie das Rohde und Kendle genannt haben). Roger Ulrich hat in einigen Studien[153] nachgewiesen, dass Patient/inn/en, die einen Blick auf Natur hatten, weniger Medikamente benötigten, weniger Tage im Krankenhaus verbrachten, zufriedener waren und sich schneller wieder erholten. Der „Blick ins Grüne" sollte entsprechend auch bei der Planung von Krankenhäusern berücksichtigt werden; der Krankenhauspark ist Teil eines therapeutischen Verständnisses, nicht Luxus und Nebensache. Therapeutisch wichtig können auch Pflanzen sein. Natur hat also eine therapeutische Wirkung, sie hat Heilkräfte, wie Cecily Maller in verschiedenen Arbeiten herausgearbeitet hat.[154] Es ist im Übrigen auch nicht verwunderlich, dass „Zugang zu intakter Natur" ein wesentlicher Bestandteil von Bhutans Konzept des „Bruttonationalglücks" ist. Hier könnte man analog dazu die Frage stellen: Inwieweit trägt die Natur zum „Bruttoinstitutionalglück" eines Krankenhauses bei?

III. MENSCHEN:
Rollen und Beziehungen

In einem Krankenhaus arbeiten Menschen; sie haben beruflich mit Menschen Kontakt, die ihrerseits in besonders verletzlichen Lebenslagen sind. Aber zuallererst haben wir es mit Menschen zu tun und nicht mit Rollenträgern. Das ganze Spektrum des Menschseins tritt auf. Man möge sich zum Beispiel auch einmal in einer stillen Stunde überlegen, welche Kräfte die Erotik in einem Krankenhaus auslösen kann.[155] Florian Teeg berichtet von der Dynamik, die eine Krankenschwester der Nachbarstation, die sich in ihn verliebt hatte, ausgelöst hatte: „Noch nie hatte die Medikamentenbestellung auf der Nachbarstation so schlecht geklappt und noch nie mussten so viele verschiedene Mittelchen von unserem Vorrat geborgt werden."[156]

In der Projektforschung sagt man ja gern, dass die nicht planbaren Faktoren (etwa: X verliebt sich in Y) eine stärkere Auswirkung auf den Projektfortschritt haben als die planbaren. Dieser Gedanke mag auch in einem Krankenhaus, in dem Menschen einander näherkommen oder sich voneinander entfremden können, Relevanz haben. Teeg erzählt auch, wie aggressiv die Krankenschwestern auf eine junge Assistenzärztin reagierten („Touch von Hexenjagd"), die sich – aus Karrieregründen (?) – mit dem Oberarzt eingelassen hatte.[157] Diese Dynamiken wirken sich massiv auf die Alltagsgestaltung und die Gesprächskultur aus. Das ganze Spektrum des Menschlichen wird anzutreffen sein. Eine Ärztin ist ein Mensch; wie jeder anderen Person auch sind einem Arzt bestimmte Menschen sympathischer als andere. Die Chemie kann in einem Fall stimmen, im anderen Fall kann ein Patient als unangenehm empfunden werden. Eine Ärztin kann sich ekeln, etwa vor dem Geruch eines Patienten, der sich, weil wohnungslos, wochenlang nicht gewaschen hat. Ein Arzt kann sich ärgern, etwa über die Unverschämtheit eines Patienten, der ihn anpöbelt. Wir haben es nicht in erster Linie mit „Ärzt/inn/en" und „Patien/inn/en" zu tun, sondern mit Menschen.

Sabine Walther hat Erstgespräche zwischen Pflegepersonal und Patienten im Krankenhausalltag untersucht.[158] Es ist auffällig, wie sich die Menschen unterscheiden, bei manchen muss der Redefluss gestoppt werden, andere sind kaum bereit, etwas preiszugeben, manche verwenden eine nüchterne Sprache, andere bedienen sich einer bildhaften Ausdrucksweise. Menschen sind erstaunlich verschieden. Und jede Lebenssituation ist spezifisch und weist auch das Potenzial zum Tragischen auf, wie es der Komplexität unseres Lebens auch entspricht. „Oft tauchen erst im Gespräch Themen auf, die man neben den Nachbarn nicht weiter ausführen kann", erzählt uns eine im Krankenhaus arbeitende Sozialarbeiterin. „Weil einfach andere da sind. […] Alkoholerkrankung, Obdachlosigkeit, Schuldenproblematik, Gewalt in der Familie, aber auch Probleme in der Arbeit." Menschen, die längere Zeit in einem Krankenhaus arbeiten, wird nichts Menschliches fremd sein. Der Schlüssel zum menschenfreundlichen Krankenhaus sind Mitarbeiter, die sich um Menschen sorgen – „people who care about people". Gedankenlosigkeit und Gleichgültigkeit sind die beiden größten Bedrohungen für Ethik im Alltag. Avishai Margalit hat daran erinnert, dass wir Moral vor allem deswegen brauchen, um uns gegen die Gleichgültigkeit zu stemmen. Sehen wir uns das in einem ersten Schritt an, ehe wir uns Gedanken über den Status einer Patientin und eines Patienten machen, um dann über Rollen und Selbsttäuschung nachzudenken. Abschließend sollen Betrachtungen über „Menschen, die sich sorgen" angestellt werden.

GEDANKENLOSIGKEIT UND GLEICHGÜLTIGKEIT

Was würde sich in einem Krankenhaus ändern, wenn das Personal Buttons mit der Aufschrift „Hier arbeitet ein Mensch" tragen würde? Was würde sich ändern, wenn auf jedem Krankenhausbett zu lesen wäre: „Hier liegt ein Mensch." Im vorigen Abschnitt war von „Menschenblindheit" die Rede, von der Unfähigkeit, einen Menschen als Menschen zu sehen. Einen Menschen zu sehen bedeutet auch, seine Krankheit im Gesamtzusammenhang seines Lebens zu beurteilen. Diesen Blick auf die Gesamtsituation hat Oliver Wendell Holmes in der Sprache und in der Rollenzuschreibung seiner Zeit (1883) anlässlich der Eröffnung eines neuen Gebäudes der Medizinfakultät der Universität Harvard ausgedrückt:

> „Ich habe mir oft gewünscht, dass eine Krankheit ... von Paaren gejagt wird, vom Arzt und seiner geistesgegenwärtigen Frau. Manch Suizid hätte verhindert werden können, wenn die Frau des Arztes das Opfer am Vortag besucht hätte. Sie hätte im Gesicht des Kaufmanns den drohenden Bankrott gesehen, während ihr einfältiger Ehemann etwas gegen Verdauungsstörungen verschrieb. ... Sie würde das liebeskranke Mädchen erkennen ...“[159]

Es soll uns hier weniger um die Ende des 19. Jahrhunderts bemühten Geschlechterstereotypen gehen, sondern um den Blick auf den Gesamtzusammenhang eines Lebens. Phänomene des Menschlichen, wie es auch Erkrankungen sind, müssen im Gesamtzusammenhang des menschlichen Lebens betrachtet werden. Oliver Wendell Holmes deutet in seinen Ausführungen einerseits eine „déformation professionelle" an, die für bestimmte Bereiche blind werden lässt, andererseits auch eine gewisse Gedankenlosigkeit. „Gedankenlosigkeit" ist vielleicht die größte Gefahr für ein ethisch sensibles Leben.

Hannah Arendt hatte in ihrem Buch „Eichmann in Jerusalem" den Prozess gegen Adolf Eichmann im Jahr 1961 kommentiert. Sie war als Reporterin für den *New Yorker* beim Prozess zugegen und war erstaunt, dass sie in Eichmann kein Monster oder Unmenschen sah, sondern einen Menschen, der gedankenlos, wie es ihr schien, Befehle erfüllt hatte. So gab sie ihrem Buch denn auch den Untertitel „Ein Bericht von der Banalität des Bösen". Damit sollte nicht gesagt sein, dass das, was Eichmann getan hatte – er hatte Hunderttausende Juden vom Schreibtisch aus in den Tod geschickt – banal war, sondern dass die Art und Weise, wie dies geschah, erschreckend banal war. Arendts Lieblingsphilosoph war Sokrates, der durch sein Fragen Menschen einlud, ein „geprüftes Leben" zu führen, ein Leben jenseits der Gedankenlosigkeit, ein Leben also, in dem Menschen Antwort geben können, warum sie etwas so und nicht anders machen. Ein geprüftes Leben lässt Antworten suchen auf die Frage: Was ist mir wichtig? Was ist für mich gültig? Was ist mir nicht gleichgültig? Theodor Adorno hat in seinem berühmten Vortrag „Erziehung nach Auschwitz" vor Körperkultur, vor einer Erziehung zur Härte und auch vor Effizienz als Ideal gewarnt, wenn man alles daran setzen wolle, dass sich Auschwitz nicht wiederhole. Es ist nicht uninteressant für unser Thema, dass „Körper" und „Effizienz" wichtige Stichwörter in der Diskussion um Krankenhäuser geworden sind. Aber das eher nebenbei. Wichtig ist, dass Adorno ähnlich wie Hannah Arendt Gedankenlosigkeit und Gleichgültigkeit als die Schlüssel zum Verständnis von Auschwitz herausgearbeitet hat. Allerdings ist Adorno etwas pessimistischer als Arendt und hält Kälte und Gleichgültigkeit für Grundzüge unserer Gesellschaft:

„Wäre sie [die Kälte] nicht ein Grundzug der Anthropologie, also der Beschaffenheit der Menschen, wie sie in unserer Gesellschaft tatsächlich sind; wären sie also nicht zutiefst gleichgültig gegen das, was mit allen anderen geschieht außer den paar, mit denen sie eng und womöglich durch handgreifliche Interessen verbunden sind, so wäre Auschwitz nicht möglich gewesen, die Menschen hätten es dann nicht hingenommen."[160]

Gleichgültigkeit und Gedankenlosigkeit sind miteinander verbunden. Es gibt ein ethisch bedeutsames Phänomen, das man „moralisches Alzheimer" nennen könnte. Damit meine ich den Umstand, dass sich in bestimmten Kontexten eine gewisse selbstverständliche Rücksichtslosigkeit breitmacht. Man denke an die Benutzung von Mobiltelefonen in öffentlichen Verkehrsmitteln – es ist selbstverständlich geworden (und muss, gerade deshalb explizit angesprochen oder gar verboten werden), dass Menschen in einem Zug oder Bus im nahen Zusammensein mit anderen lautstark telefonieren. Wenn es wenigstens interessante Telefongespräche wären (etwa: der österreichische Ex-Politiker telefoniert mit seinem Anwalt) … Es wird hier gedankenlos, wohl nicht aus Bosheit oder Trotz, sondern aus Gedankenlosigkeit im sozialen Raum so gehandelt, als ob das eigene Verhalten nicht auf das Verhalten anderer abgestimmt werden müsste. Das ist eine Form der Vergesslichkeit in Bezug auf ethisch sensible Punkte, die zu denken gibt. Sie wurde in der Einleitung im Zitat von Herrn Toyoda, des Tokioter U-Bahn-Angestellten, bereits angesprochen.

Wider die Gleichgültigkeit im Krankenhaus

Ein Krankenhaus ist ein Ort, der besonders abstimmungsbedürftig ist. Hier leben auf engem Raum viele Menschen, die teilweise verwundbar, teilweise gestresst, teilweise geschwächt sind, miteinander zusammen. Im Mittelalter haben sich nach den Studien von Norbert Elias durch die zunehmende Verstädterung neue Formen der Verhaltensabstimmung ergeben; es wurden damals eine neue Etikette und eine neue Höflichkeit eingeführt, die größere Rücksicht auf andere Menschen einschlossen, etwa die Benutzung des Taschentuchs, um nicht einfach den Mucus auf die Straße zu entsorgen. Diese neue Rücksichtnahme ergab sich aus der Verhaltenskoordination auf engem Raum. Vor ähnlichen Herausforderungen steht ein Mikrokosmos wie ein Krankenhaus. Moralisches Alzheimer kann man sich hier noch weniger leisten, weil die Abstimmungsnotwendigkeiten höhere sind und die Kosten für Rücksichtslosigkeit größere. So wird besonders in einem Krankenhaus die Frage entscheidend: Wie können wir unsere Gleichgültigkeit überwinden?

Ein erster Schritt mag die Überwindung der Gedankenlosigkeit sein. Eintrittsstellen für Gedankenlosigkeit gibt es in einem Krankenhaus viele: Pflegekräfte, die im selben Zimmer arbeiten, unterhalten sich über die Köpfe der anwesenden – und vielleicht auch „behandelten" – Patient/inn/en hinweg; auf der Intensivstation wird in einer kleinen Gruppe ein Witz erzählt, was zu geräuschvollem Gelächter führt, das vielleicht auch ans Bett eines Sterbenden, der von Angehörigen umringt ist, dringt. Ein Arzt äußert sich abfällig über eine Patientin. Wir wissen aus Studien, dass Vertrauen langsam aufgebaut wird und schnell verloren gehen kann, eine unbedachte Bemerkung kann einen entscheidenden Unterschied machen.

Wahrnehmung

Eine entscheidende Ebene im Umgang von Menschen miteinander ist die Ebene der Wahrnehmung und nicht nur die Ebene der intellektuellen Überzeugungen. Das ist auch eine Frage dessen, was man in der Philosophie seinerzeit einen „blik" genannt hat, eine grundlegende Einstellung. Eine Mitarbeiterin erwähnte im Interview beispielsweise gewisse Einschränkungen der Wahrnehmung im Krankenhaus:

> „Die psychische Seite: Diese Seite der Medizin ist auf den Stationen zu wenig präsent. Es hat sich viel verändert, aber es ist noch immer ein hoher Bedarf da, das besser hineinzunehmen und zusammenzuarbeiten. Es gibt einen rechten Tunnelblick. Wenn sich das erweitert, das führt letztlich auch zu einer Humanisierung."

Eine Erweiterung des „Tunnelblicks" ist ein Schritt zur Überwindung von Gedankenlosigkeit; Einladungen zum Nachdenken sind Versuche, Gedankenlosigkeit abzubauen. Das hat viel mit „Bildung" zu tun. Die amerikanische Philosophin Martha Nussbaum hat die Fähigkeit, ein geprüftes Leben zu führen, als entscheidendes Ziel aller Bildungseinrichtungen genannt. Ein geprüftes Leben ist ein Leben, in dem in sokratischer Tradition gefragt wird: Warum? Hier sei die Erinnerung an Kadares Roman „Der Palast der Träume" gestattet, der die Hölle als einen Ort beschrieben hat, an dem man die Frage „Warum?" nicht stellen kann.

Nachlässigkeit

Ein zweiter Schritt zur Überwindung der Gleichgültigkeit ist der Kampf gegen Nachlässigkeit („carelessness"). „Nachlässigkeit" ist auch ein entscheidender Faktor bei Fehlern, die in einem Krankenhaus auftreten können.[161] Es ist interessant, dass in den ersten Klosterregeln die Nachlässigkeit besonders argwöhnisch betrachtet wurde. Der ägyptische Mönch Pachomius, der um 320 n. Chr. ein bedeutendes Kloster am Ufer des Nils gründete, verfasste eine einflussreiche Ordensregel, in der er vor allem für die Kultur der Achtsamkeit warb.[162] Achtsamkeit bildet für ihn die Grundlage für die Ordnung des Gemeinschaftslebens. Achtsamkeit bezieht sich gerade auch auf den Umgang mit dem Äußeren. Immer wieder finden wir Hinweise auf den achtsamen Umgang mit Gütern, etwa mit den Binsen, die nicht zertreten werden dürfen (I, 4). Nachlässigkeit und Schlamperei höhlen das Gemeinschaftsleben aus. Ein ausgeborgter Kodex ist beispielsweise wieder an dieselbe Stelle zurückzustellen (I, 25). Der Hausobere soll sorgfältig prüfen, welche Arbeit unterlassen oder nachlässig verrichtet wurde (I, 27). Die Verfügung über Geräte ist auch streng geregelt, also der Zugang zu äußeren Gütern (I, 23). Achtsamkeit wird wohl gerade deswegen als ordnungsstiftende Tugend hochgehalten, weil sie als Grundlage von Vertrauen angesehen werden kann. Achtsamkeit erzeugt Verlässlichkeit, drückt Bindung an die Gemeinschaft und die Sorge um das Gemeinwohl aus. Vertrauen ist eines der wichtigsten Güter in einer Gemeinschaft. Vertrauen hält die Gemeinschaft zusammen, bildet das Bindemittel, das sie stabilisiert. Nachlässigkeit untergräbt als gelebte Unzuverlässigkeit das Vertrauen; sie drückt eine Haltung aus, nach der ein Mitglied seine Interessen über die Interessen der Gemeinschaft stellt, was die Idee der Gemeinschaft unterminiert.

Nun kann man sich fragen, was ein Kloster und ein Krankenhaus gemeinsam haben. Tatsächlich gibt es hier eine Antwort: Beide Einrichtungen sind das, was Erving Goffman seinerzeit „totale Institutionen" genannt hat, Institutionen also, die den gesamten Menschen in seinem Lebensrhythmus prägen. Aus diesem Grunde ist es für die Zwecke einer „Ethik für das Krankenhaus" hilfreich, sich Lebensordnungen anzusehen, die für Klöster entworfen wurden. Hier wurden auf der Grundlage von (mitunter leidvollen) Erfahrungen Regelwerke geschaffen, die ein Zusammenleben auf Dauer ermöglichen sollen. Es ist bezeichnend, dass in den klösterlichen Schriften „Nachlässigkeit" auch als erster Schritt in Richtung Zynismus und Motivationsverlust gesehen wurde. Ein Mensch kann sich durch schlampiges Arbeiten auch innerlich aushöhlen, er kann sich selbst gleichgültig werden. Die Achtung vor der eigenen Arbeit hat ja auch etwas mit Selbstachtung zu tun.

Verwundbarkeit

Ein dritter Schritt zur Überwindung von Gleichgültigkeit ist die Einsicht in die eigene Verwundbarkeit. Unser Gesundheitssystem ist auf die Einsicht in die eigene Verwundbarkeit und die dadurch entstehende Notwendigkeit einer Solidargemeinschaft aufgebaut. Eine Solidargemeinschaft geht selbstverständlich davon aus, dass die Mitglieder miteinander verbunden sind, eine grundsätzliche Gleichheit teilen und einander im Bedarfsfall beistehen, ohne lange zu fragen, wer was für das Gemeinwohl geleistet hat. Die Idee einer Solidargemeinschaft wird strapaziert, wenn sich Solidarität auflöst und Menschen unterschiedliche Formen von Entsolidarisierung leben. Ich sehe drei wesentliche Solidaritätsräuber:

- Angst,
- die Illusion von Ungleichheit,
- die Illusion von Unabhängigkeit.

Angst untergräbt Solidarität, weil Menschen durch die Angst „in sich selbst zurückgekrümmt werden", um ein Wort Luthers zu verwenden. Irène Némirovsky hat diesen Entsolidarisierungseffekt von Angst in ihrem Roman „Suite française" beschrieben, der die Besetzung Frankreichs durch Deutschland während des Zweiten Weltkriegs schildert. Ehemals großzügige und wohltätige Familien kümmern sich in dieser Situation mehr und mehr nur mehr um sich selbst. Die Illusion von Ungleichheit ist ein Solidaritätsräuber, weil Menschen sich anderen Menschen, die als ungleich eingeordnet werden, fern fühlen. Jean-Jacques Rousseau ist diesem Phänomen in seinem Roman „Emile" nachgegangen – warum haben die Reichen so wenig Mitgefühl mit den Armen? Die Antwort: weil sich die Reichen den Armen nicht nahe fühlen und der Ansicht sind, diese seien andere Menschen, die ganz andere Bedürfnisse hätten. Die Illusion von Unabhängigkeit ist ein Solidaritätsräuber, weil Menschen, die der Meinung sind, nicht auf Hilfe anderer angewiesen zu sein, einen wesentlichen Motivationsgrund zur solidarischen Hilfeleistung einbüßen und den angesprochenen Bedarfsfall leugnen. („Ich trage zur Gemeinschaft bei, weil mich die Gemeinschaft im Bedarfsfall tragen wird.") So gesehen wirkt das Sprichwort „Jeder ist seines Glückes

Schmied" solidaritätsschwächend. Wir entziehen uns motivationalen Grundlagen moralischen Handelns, wenn wir die Ungleichheit zwischen Menschen im Vergleich zur Gleichheit überakzentuieren. Umberto Eco hatte in seinem Briefwechsel mit Kardinal Martini nicht von ungefähr auf die Bedeutung dieser Gleichheit („Ich erkenne mich selbst im anderen") als Grundlage der Moral und als Motiv einer säkularen Moralbegründung hingewiesen.[163]

Schlüssel zum Verständnis von Gleichheit ist die Anerkennung unserer Verwundbarkeit. Verwundbarkeit als „capacity to be wounded"[164] meint „existenzielles Wissen um Anfälligkeit für Wunden". Anders gesagt: ein tief greifendes Wissen um die Möglichkeit, dass eigene Integrität beschädigt wird.[165] Verwundbarkeit ist Wissen um die Vorläufigkeit unserer Identität, Verwundbarkeit ist die Einsicht, dass das, was unsere Identität ausmacht, beschädigt oder zerstört werden kann. Verwundbarkeit ist auch die Einsicht, dass allgemeine Lebensrisiken nicht auf Null reduziert werden können. Es gibt keine Versicherung gegen das Auftreten von Demenz, gegen das Involviertwerden in Autounfälle, gegen das Eintreten von Naturkatastrophen. Diese Anerkennung von Verwundbarkeit führt zu einer neuen Wahrnehmung von sich selbst und von anderen. Wenn jemand um die eigene Verwundbarkeit weiß, dann wird sie oder er mit einer gewissen Demut und mit einer grundsätzlichen Bereitschaft, Lebensrisiken anderer Menschen mitzutragen, durchs Leben gehen. Wer Arno Geigers Schilderung seines demenzkranken Vaters („Der alte König in seinem Exil") gelesen hat und sich vorstellen kann, dereinst auch mit dieser Verwirrung und Angewiesenheit das eigene Leben zu beschließen, der wird sich leichter zum Gedanken motivieren können, dass wir alle verwundbare Wesen sind, die aufeinander angewiesen sind.

Dieser Gedanke ist für den Blick auf das Krankenhaus ganz entscheidend. Erstens wird dadurch eher klar, warum uns das Gesundheitssystem „lieb und teuer" sein muss – Gesundheit ist kostbar. Das will auch heißen: Gesundheit soll uns „teuer" sein; das, was kostbar ist, soll auch etwas kosten – Zeit, Aufmerksamkeit, Mühe und Anstrengung – ja, und auch Geld. Hier muss man nüchtern und realistisch sein. Gesundheit ist auch deswegen kostbar, weil sie zerbrechlich ist. Wir alle sind verwundbar. Zweitens werden wir daran erinnert, dass die Rolle, die wir eben in einem Krankenhaus einnehmen (als Angehöriger, als Ärztin, als Pflegeleiterin etc.), sich schnell verändern kann, der Weg zum Patient/in-Sein steht allen offen – und zwar jederzeit.

PATIENT/IN SEIN: DENNOCH PFLICHTEN!

„Ein Kranker ist ein in Not geratener Mensch", erinnert uns Alexander Mitscherlich.[166] Ein so in Not geratener Mensch ist ängstlich angesichts der Ungewissheit, er betritt eine fremde Welt, in der er einzelne Ereignisse schwer beurteilen kann, weil ihm die Bezugspunkte fehlen, er muss sich „zum Vertrauen entschließen". Krankheit geht mit einem „Fremderlebnis" einher; es ist nicht verwunderlich, dass diese Empfindung historisch etwa mit dem Bild des Dämonenbefalls ausgedrückt wurde. Ein Mensch muss mit einer Erfahrung von Entfremdung umgehen lernen. Eine Krankengeschichte kann stets auch als Lerngeschichte gelesen werden. Die Rückkehr ins vertraute Leben, in die selbstbestimmte Lebenssituation, ist für die meisten das Ziel. Eine junge Ärztin fühlte sich im Interview mit diesen Worten in Patient/inn/en ein:

> „Also ich denke mir immer, die Patienten sind alle froh, wenn sie wieder raus sind. Sie sind ja doch alle krank. Manche schwer und manche nicht so, aber krank sind sie alle. Wer ist schon gern im Krankenhaus und als Patient wäre ich gerne so schnell wie möglich wieder raus. Das ist für die meisten, für alle doch, das Wichtigste."

Diese Einstellung aufseiten der Patient/inn/en macht es für ein Krankenhaus natürlich nicht leichter. Vielleicht kann man hier Parallelen zu einer Schule sehen, die auch nicht auf der Basis des Prinzips Freiwilligkeit besucht wird. Das Lehrpersonal kann nicht von motivierten und freudigen Schülerinnen und Schülern ausgehen, das Krankenhauspersonal nicht unbedingt von erwartungsfrohen und kooperationswilligen Patient/inn/en. Hier ist also Pädagogik gefragt, vor allem die Kunst, Bindung an ein gemeinsames Ziel zu erzeugen.

Eben war von „Gedankenlosigkeit" die Rede. Sie kann sich auch als Form von Kritiklosigkeit zeigen, die manchmal eine Form der Bequemlichkeit sein kann. Sie sollte auch bei Patient/inn/en nicht erwartet werden. Ein deutscher Kardiologe beschreibt in seinen Erinnerungen einen Typus von Patienten:

> „Herr Walter ertrug seine Erkrankungen wie seine Arhythmien mit vorbildlicher Geduld und Gelassenheit. Er gehörte zu dem damals noch existenten Typ von Patient, der seinem Arzt vollständig vertraute und keinerlei Erklärung für ärztliches Handeln einforderte."[167]

Eine gleichberechtigte Gesprächskultur schaffen

Nun ist es verständlich, dass der Arzt solch einem „pflegeleichten" Patienten Respekt zollt, es wäre aber doch kritisch nachzufragen, ob dies das Idealbild des Patienten oder der Patientin darstellen soll. Eine Gesprächskultur kann sicher nur auf der Basis von Vertrauen zustande kommen, aber ein Gespräch verlangt doch Wechselseitigkeit. Ärztin und Patientin kooperieren in Fragen der Behandlung, ein Gespräch verlangt nach zwei Partnern, die einander antworten. Wenn von „Autonomie" des Patienten und der Patientin die Rede ist, so soll damit nicht vorgegaukelt werden, dass die Patientin mit der Ärztin in ähnlicher Weise reden kann wie zwei Geschäftsleute über einen Geschäftsabschluss. Dazu ist die Patientin zu stark involviert, dazu geht es um viel zu tiefe Aspekte, die mit dem guten Leben überhaupt zusammenhängen, dazu ist das Gefälle (emotional wie epistemisch, also das Wissen betreffend) zwischen Ärztin und Patientin zu groß.[168] „Autonomie der Patientin" kann aber doch heißen, als Gesprächspartnerin, die echte Fragen stellt und echte Antworten gibt und echte Inputs liefert, ernst genommen zu werden.

„Autonomie" im Sinne von „X kann tun, was X will, ohne Rücksicht nehmen zu müssen" ist in dem Moment eine Illusion, wo wir es mit einem Gespräch zu tun haben, in dem es tatsächlich darum geht, zuzuhören, hinzuschauen, Rücksicht zu nehmen, Respekt zu zeigen. Und dann bedeutet „Autonomie" weniger: „Ich kann aus möglichst vielen Optionen wählen", als vielmehr: „Ich kann weiterhin im Wesentlichen die Person sein, die ich bin und mich als solche in das Gespräch einbringen." Diese Möglichkeit der Autonomie hat aber auch wesentlich damit zu tun, auf eine Gesprächskultur zu stoßen, in der das „persönliche und lokale und subjektive Wissen" der Patient/inn/en ernst genommen und in seiner Relevanz erkannt wird.[169] Wie man aus einschlägigen Studien weiß, sind die meisten Ärztin-Patientin-Gespräche in einem Krankenhaus kurz (die tägliche Visite dauert pro Patient/in durchschnittlich drei bis vier Minuten), oftmals beteiligen sich mehrere Personen (andere Ärzt/inn/e/n, Krankenpfleger/innen, eventuell auch Studierende).[170] Hier ist die Spezies „Gespräch" tatsächlich gefährdet und es wartet echte Arbeit im Aufbau einer Kultur, bei der die Patientin an Entscheidungen beteiligt ist und die eigene Sicht- und Empfindungsweise, eigene Erfahrungen und Überzeugungen, eigenes Wissen und eigene Werte in anstehende Entscheidungen einbringen kann.[171] Wenn eine Patientin von sich und ihrer Gesundheitsgeschichte, die stets auch eine Geschichte des eigenen Lebens ist, erzählt, geben sowohl Form als auch Inhalt der Erzählung Aufschlüsse und Hinweise. Sie sollten ernst genommen werden, weil man sich sonst wichtige Quellen von Wissen versperrt.[172]

Die Gesprächskultur kann auch dadurch verfeinert werden, dass man der Perspektive der Pflegenden mehr Raum gibt. Pfleger/innen verbringen viel Zeit mit den Patient/inn/en. Deren Erfahrungen sollten stärker eingebracht werden, um die ärztliche Perspektive, die vielfach problemorientiert und krankheitsfokussiert arbeitet, zu ergänzen. Pflegetätigkeiten, die den Alltag der Patientin gestalten und Aufgaben erfüllen, die gewöhnlich selbstständig durchgeführt werden, bauen eine besondere Beziehung auf und erarbeiten besonderes Wissen über die Lebenssituation der Patientin. Dabei steht die Pflege vor der besonderen ethischen Herausforderung, nicht in mechanische Routine abzugleiten. Oft sind es Kleinigkeiten: halb bekleideten Klienten einen Morgenmantel anzubieten, sich während eines Gesprächs auf Augenhöhe zu begeben oder nicht während des gemeinsamen Essens zu fragen, ob jemand schon Stuhl gehabt habe …[173] Oft können schon kleine, nonverbale Botschaften die für die Patienten unangenehme noder angespannten Situationen entschärfen. Ein Augenzwinkern oder eine unterstützende Geste kann der Interaktion zwischen Pflegendem und Patienten eine andere Qualität verleihen, die dazu führt, dass sich Letzterer in guten Händen fühlt.[174] Hier kann die Einladung, sich auch als Pfleger oder Pflegerin eine „Außenperspektive" zu eigen zu machen und dann und wann über das eigene Tun nachzudenken, Sensibilität wecken.[175] Es geht tatsächlich um „Wahrnehmung" und die Fähigkeit, manches, was selbstverständlich scheint, infrage zu stellen. Selbst wenn der „Graben" zwischen den Gesunden und den Kranken nicht eingeebnet werden kann, können Empathie und Vorstellungskraft ihn doch reduzieren. Der Status einer Patientin in einem Krankenhaus ist nun einmal spezifisch.

Zum Thema „Gesprächskultur" ist noch das hochspannende Thema „Krankenhausbesuche" zu zählen – hier findet man immer wieder wechselseitiges Gefangensein in der jeweiligen Rolle – die Rolle des auskunftswilligen, duldenden Patienten, der um seine Krankheit kreist, die Rolle der besorgten Besucherin, die der Krankengeschichte Raum zu geben gewillt ist. Gleichzeitig werden – ähnlich wie bei „Small Talk" – heikle Themen vermieden, immer wieder stellt sich eine gewisse Sprachlosigkeit zwischen Patient/inn/en und Angehörigen ein, weil das gewohnte und vertraute Kommunikationsmuster verloren gegangen ist. Wieder ist die erwähnte Kunst des Geschichtenerzählens gefragt. Es ist in diesem Zusammenhang interessant, dass die Erzählfähigkeit des Patienten und der Patientin häufig von den angebotenen Mustern abhängt. Hier hat also auch die Art, wie in der Öffentlichkeit über Krankheit gesprochen wird, wie Rollenvorbilder sich mit Krankheit auseinandersetzen, Einfluss. „Der gelungene Krankenbesuch" könnte Teil einer „Angehörigenschulung" sein, wie sie einem Krankenhauskontext nicht schaden kann.

Vom Umgang mit eingeschränktem Handlungsspielraum

Ein Krankenhausaufenthalt schränkt den Handlungs- und Entscheidungsspielraum eines Menschen ein. Wie Johannes Siegrist ausführt, haben Patient/inn/en in ambulanter Versorgung in der Regel mehr

Wahlmöglichkeiten und Verhandlungsmacht (Behandlungsabbruch, Arztwechsel) als im Krankenhaus.[176] Weiters scheinen die Klient/inn/en-Zentrierung und die damit verbundenen Einflussmöglichkeiten auf ärztliches Handeln dann am stärksten zu sein, wenn die Konkurrenz unter den Ärzt/inn/en um einen Stamm von Patient/inn/en am größten ist.

Man kann das mit dem Altern vergleichen: Menschliches Altern ist durchaus auch ein Prozess der Reduktion. Dies kann mit sprachlichen Formulierungen („ältere Menschen" und nicht „alte Menschen"), mit chirurgischen Eingriffen oder mit therapeutischen Strategien („Anti-Aging") beschönigt oder weich gebettet werden, kann aber nicht darüber hinwegtäuschen, dass Altern mit Begrenzung und Einschränkung, mit Abbau, Verlangsamung und Schrumpfung zu tun hat. Altern bedeutet: ein Mehr an „weniger". Es vermehrt sich das „Weniger an Lebenstagen", das „Weniger an Lebenskraft", das „Weniger an Belastbarkeit". Die Handlungsoptionen werden kleiner, das Projekt eines Lebensentwurfs wird aufgrund des sich verdichtenden „Vergangenheitsüberschusses", der die Lebensperspektive prägt, verengter.

Was kann hier „Autonomie" bedeuten? Es kann natürlich heißen, in möglichst vielen Bereichen möglichst viel und möglichst lange entscheiden zu können (Mahlzeiten, Schlafzeiten, Freizeiten, Besuchszeiten …). Es kann aber nicht allein von daher bestimmt werden. „Autonomie" muss auch heißen: „Selbstsein" können, auch wenn der äußere Radius abgenommen hat. Das hat mit Werten und Gewichtungen zu tun – und auch mit der eigenen Lebenssituation angepassten Aufgaben. Die Lebensaufgabe einer Patientin im Krankenhaus besteht wohl nicht darin, im Beruf die „Frau" zu stehen, sondern möglichst authentisch mit den eigenen Fähigkeiten, mit der eigenen Persönlichkeit in dieser Situation umzugehen, in ein Gespräch mit dem Krankenhaus und den Menschen im Krankenhaus zu treten. Und das wiederum kann nur gelingen, wenn die Patientin nicht in der Falle der „Gedankenlosigkeit" gefangen ist, sondern über die eigene Situation nachdenkt. Mit Reduktionen, wie sie ein Krankenhausaufenthalt unweigerlich auferlegt, kann nur die Person gut umgehen, die sich auf Werte stützen kann, die diese Reduktion als „gut" ausweisen lassen, als etwas, das Bedeutung hat und auch Gutes bringt. Das scheint eine Pflicht zu sein, die sich aus dem Respekt vor der Autonomie der Patientin und aus der Selbstachtung ergibt.

Solch Nachdenken geschieht freilich unter erschwerten Bedingungen. In diesem Zusammenhang ist es hilfreich, sich über den Status des Patienten und die Situation der Patientin Gedanken zu machen. Hospitalisierung bedeutet für Patient/inne/en eine Form der Entwurzelung. Vertraute und stabilisierende, symbolisch bedeutsame Umweltgegebenheiten müssen, wenigstens vorübergehend, aufgegeben werden. Soziale Beziehungen, Zeithoheit und Rollenrepertoire werden eingeschränkt. Für die meisten Menschen ist ein Krankenhausaufenthalt auch mit Statusverlust verbunden. Bei manchen hat dies auch mit dem Gefühl zu tun, aufgrund der Erkrankung „versagt" zu haben, den Anforderungen des Lebens nicht gewachsen zu sein. Die Patientin hat sich dem Krankenhaus gegenüber mehr oder weniger ununterbrochen zur Verfügung zu stellen, muss sich auf Abruf bereithalten. Patient/inn/en müssen damit rechnen, zu jeder Tages- und Nachtzeit gestört zu werden, und auch kurzfristige Neudispositionen – etwa Verlegungen, Entlassungen oder Behandlungsänderungen – sind stets möglich. Die Patient/inn/en müssen sich, im Gegensatz zu manch starren Strukturen, als flexibel erweisen.[177]

Hospitalisierung bedeutet auch eine gewisse Form der Regression, der Patient wird quasi zum Kind, das eingeschränkt bestimmen kann, in Abhängigkeit lebt und asymmetrischen Beziehungen (Gefälle von Wissen, Gefälle von Macht) ausgesetzt ist. So gesehen kann eine Hospitalisierung auch als relative Infantilisierung gesehen werden. Menschen leiden unter der eingeschränkten Mobilität und Flexibilität, sie kontrollieren nicht mehr die alltagstragenden Ressourcen. Patient/inn/en müssen sich an eine Vielzahl institutioneller Regeln halten, wobei ihre Einflussnahme begrenzt ist.

Erving Goffman hat, wie bereits angedeutet, ein Krankenhaus als eine Institution beschrieben, die den Menschen vereinnahmt.[178] Totale Institutionen zeichnen sich nach Goffman vor allem dadurch aus, dass sie die Identität ihrer Insassen umdefinieren, beziehungsweise ihnen eine fremdbestimmte Identität aufzwingen. Dies geschieht dadurch, dass alle Angelegenheiten des Lebens an ein und derselben Stelle und unter ein und derselben Autorität stattfinden, die Mitglieder der Institution alle Phasen ihrer täglichen Arbeit in unmittelbarer Gesellschaft ihrer Schicksalsgenossen ausführen, alle Tätigkeiten und sonstigen Lebensäußerungen exakt geplant sind und durch explizite Regeln und durch einen Stab von Funktionären vorgeschrieben werden sowie alle Tätigkeiten überwacht werden und in einem einzigen rationalen Plan vereinigt sind, der angeblich dazu dient, die offiziellen Ziele der Institutionen zu erreichen. Hier wird eine „kleine Ethik" für ein bestimmtes Krankenhaus darauf achten können, wo diese Muster gezielt durchbrochen werden können.

Patient/inn/en: zur Passivität verurteilt?

Patient/inn/en sind Menschen, die sich in einer Lebenslage befinden, die durch eine Einschränkung von Spielräumen, eine stete Unsicherheit, Hilflosigkeit und Abhängigkeit, Leiden und Schmerzen und eine Erfahrung von Disruption gekennzeichnet ist. Wesentliche Bedürfnisse können nicht mehr in Eigenregie abgedeckt werden, sondern deren Befriedigung wird an das Pflegepersonal delegiert. Patient/inn/en sind Menschen, die vor allem eines tun: Sie warten. Es verwundert nicht, dass der Begriff des Patienten und der Patientin mit den Begriffen „Leiden" und „Geduld" zusammenhängt.

Leiden bedeutet: Schmerzen zu haben; Schmerz ist die Erfahrung einer als widrig erlebten Conditio, die durch alle Poren des Körpers sickert. „Körperlicher Schmerz ist immer Gegenwart, ist unmittelbar, Schmerz ist Jetzt."[179] Schmerz ergreift von Menschen Besitz. Schmerz ist sozusagen „pervasiv". Denken wir an Zahnschmerzen: Dieser Schmerz drängt sich in den Vordergrund, drängt sich uns auf, erzwingt Aufmerksamkeit, stellt sich in den Mittelpunkt unseres Lebens und lässt kaum Kraft, uns mit etwas anderem zu beschäftigen. Schmerz lässt sich nicht abweisen. Schmerz verändert den Menschen. Der leidende Mensch, der „homo patiens" wird sich manchmal selber fremd. Leiden ist eine Bedrohung des Selbst; Menschen sind gezwungen, im Leiden ihre Identität neu zu definieren.[180] Leiden ist eine Reise in ein fremdes Land, ist wie eine Exilerfahrung. So nehmen viele Menschen auch ein Krankenhaus wahr, als Aufenthalt in einem „Exil", in einem Land fern der vertrauten und geliebten

Heimat. Leiden führt zumeist auch zu einem veränderten „Bilanz-
buch" des Lebens – unser „Konto mit der Welt" verändert sich, die
Anteile von Schuld und Abhängigkeit nehmen zu, die Anteile von
Gestaltung und Verantwortung scheinen abzunehmen. Der leidende Mensch, der in eine Conditio des Angewiesenseins gleitet, erfährt
sich in stärkerer Weise als Schuldner und nicht mehr als Gläubiger
der Welt. Leiden ist auch eine Vertreibung aus dem Paradies, wo
Menschen in Einklang mit sich selbst leben konnten. Leiden führt im
Verbund mit der angesprochenen Fragmentierung auch zu einer Entfremdung – manche Menschen sind im Leiden nicht mehr wiederzuerkennen, sie sind sich auch selbst fremd geworden. Sie erleben sich
mitunter weniger als aktiv Gestaltende, denn als duldend Geformte.

Das Bild des Exils könnte Anlass zu einer Ermutigung aus der jüdischen Tradition sein – in einem wirkmächtigen Text, im Kapitel 29
des Prophetenbuches Jeremia („Brief an die Verbannten"), werden
Anweisungen erteilt, wie das Volk mit der Exilsituation umgehen
möge (Jer 29,4-23).[181] In diesem Text werden die Exilierten aufgefordert, Häuser zu bauen und darin zu wohnen, Gärten zu pflanzen und
deren Früchte zu essen (v 5). Hier wird also dazu aufgefordert, sich in
der Exilsituation einzurichten, sie als einen Lebensraum zu gestalten,
die Exilsituation aktiv in die Hand zu nehmen. Die Verbannten werden aufgefordert, sich zu vermehren und zu wachsen (v 6). Auch im
Exil sollen Wachstum und Entwicklung möglich sein und angestrebt
werden. Hier ist also die Rede davon, dass auch in einer Krankheit
die „Fülle des Lebens" bestmöglich erhalten werden möge.
    Der protestantische Theologe Dietrich Bonhoeffer hat im
Gefängnis von der „Polyphonie" des Lebens geschrieben, von der
Vielstimmigkeit und Vielschichtigkeit des Lebens, die auch in einem
Gefängnis (in vergleichbarer Exilsituation) nicht untergehen dürfe.
So hat Bonhoeffer auch im Gefängnis, den Tod vor Augen, Stifter
und Rilke gelesen und Gedichte geschrieben. Hier ist auch die Rede
davon, dass auch das Exil unter Möglichkeiten und Verpflichtungen
steht – und nicht nur eine Zeit des Wartens ist. Hier ist all das, was
einem Menschen Halt und Stütze gibt, ernst zu nehmen, gerade auch
die spirituelle Dimension des menschlichen Lebens. Eine religiöse
Grundsensibilität ist im Krankenhaus geradezu geboten, weil sich in

Zeiten der Krise Menschen auf die immateriellen Ressourcen besinnen. Ich möchte die Bedeutung der Spiritualität mit einer halb offenen Tür vergleichen. Die Tür zu einer anderen Dimension kann weder ganz aufgerissen noch völlig zugeknallt werden; sie ist behutsam halb offen. Sie erinnert daran, dass es die Möglichkeit eines „ganz anderen" gibt, die wir nicht abweisen können. Spiritualität ist eine Einstellung zur Welt als Ganze; sie erinnert uns gerade dann, wenn die Dinge brüchig werden oder sich unserer Gestaltungskraft entziehen, was eigentlich zählt.

Ein Krankenhausaufenthalt ist jedenfalls die Erfahrung von Brüchigkeit und herabgesetzter Gestaltungskraft. Ein Patient ist ein Mensch, der duldet; eine Patientin ist eine Person, die erdulden, aber auch warten muss. Eine Patientin wartet in der Aufnahme, wartet nach der Aufnahme auf ein Bett, wartet auf Untersuchungen, wartet auf eine Diagnose, wartet auf ein Aufklärungsgespräch, wartet auf Besuch, wartet auf die Operation, wartet auf die Entlassung. Eine Ärztin sagte uns im Interview:

> „Ich denk mir auch, dass es ziemlich blöd sein muss, in der Aufnahme ewig zu warten. Ich finde das ja auch deppert und möchte nicht ewig herumsitzen, wenn ich wo hinkomme. Aber da kann man nichts ändern."

Man kann einiges ändern, könnte man hinzufügen, aber eben nicht alles. In typischen Krankenhausaufenthalten kommt es immer wieder zu langen Wartezeiten an verschiedenen Versorgungsstellen, etwa schon bei der Aufnahme, die im Übrigen meist als ein Ereignis empfunden wird, indem ein Statusverlust – vom freien und selbstbestimmten zum bevormundeten und „hilflosen" Menschen – vonstatten geht.[182] Aber auch Mahlzeiten und während des Aufenthalts angesetzte Untersuchungen verzögern sich oft, wobei gerade die Wartezeit auf Untersuchungen als besonders belastend empfunden wird, vor allem, wenn sie auf dem Gang verbracht werden muss.[183] Zu unangenehmem Warten kommt es im Krankenhausalltag laut entsprechenden Studien selbst immer wieder, wenn Patient/inn/en „klingeln" oder das Pflegepersonal rufen, etwa um Unterstützung beim Toilettengang zu bekommen. Wird vom Personal in diesen für den Patienten zutiefst unangenehmen Situationen nicht zeitnah reagiert, wird das von Patienten durchaus als eine Verletzung der persönlichen Würde eingestuft.[184] Der Faktor „Zeit im Krankenhaus" wurde bereits im zweiten Abschnitt angesprochen. Es ist ein wichtiger Aspekt, dass Patient/inn/en große Teile ihres Tagesplanes nicht selbst bestimmen können und sich den diesbezüglichen Vorgaben der Institution, die standardisierte Abläufe und Verfahrensweisen kennt, unterwerfen müssen. Die Tagesstruktur wird von anderen auferlegt, die Patient/inn/en müssen lernen, sich anzupassen.[185]

Arzt-Patient-Beziehung: ein Machtgefälle?

Eine Studie von Haselhoff[186] hat dargelegt, dass Patient/inn/en als „ignorant" wahrgenommen werden und überdies ihre Privatsphäre aufgeben. Sie sind „unwissend" und haben in vielen Fällen nur unzureichende Kenntnisse über die für sie notwendigen Leistungen. Daher können Patient/inn/en in den meisten Fällen nicht einschätzen, welche Leistungen sie überhaupt benötigen und müssen den Behandlungsentscheidungen der Ärzt/inn/en vertrauen. Diese Wissensasymmetrie sorgt wiederum für eine Machtasymmetrie zwischen Dienstleister und Patient. Patient/inn/en sind „krank", stehen daher unter Stress, was die angesprochene Machtasymmetrie weiter verstärkt.

Viele Dienstleistungen in unserer Gesellschaft sind mit Freude und Spaß verbunden, ein Krankenhausaufenthalt bedeutet das Gegenteil. Die Kombination aus Krankheit, Schmerz, Unsicherheit und Angst sorgt dafür, dass Patient/inn/en emotionaler, fordernder, sensibler und abhängiger sind als Konsument/inn/en herkömmlicher Dienstleistungen. Diese Mischung an Emotionen beeinflusst das Verhalten und die Entscheidungen der Patienten maßgeblich. Schließlich geben Patient/inn/en ihre Privatsphäre auf. Medizinische Dienstleistungen stellen einen sehr persönlichen, ja, intimen Austausch dar. Im Gegensatz zu klassischen Dienstleistungen müssen sich Patient/inn/en vor Fremden körperlich und psychisch offenbaren und teilweise in großem Maße manipulieren lassen (zum Beispiel im Rahmen einer Operation durch die Narkose und den körperlichen Eingriff). Auch das vertieft Ohnmachtsdynamiken und das empfundene Machtgefälle.

Das Gefälle kann nicht einfach dadurch weggeleugnet werden, dass Ärztin und Patientin eine gleichberechtigte Vertragsbeziehung eingehen oder dass der Patient den Arzt gar als bezahlten Dienstleister wahrnimmt. Es bleibt zwischen Ärztin und Patientin eine Asymmetrie in Betroffenheitsgrad und zumeist auch Kompetenz erhalten; diese Asymmetrie hat viel mit der Verantwortung der Ärztin zu tun. Sie hat Führungsverantwortung in Bezug auf Gesundheitsziele, selbst wenn diese nicht ohne Kooperation durch die Patientin erreicht werden können. Es muss aber klar sein, dass eine Ärztin nur bedingt „partnerschaftlich" agieren kann, weil sie ihre Expertise gerade auch durch Führungsverantwortung umsetzt. Anders gesagt: Ich erwarte mir von meiner Ärztin zwar, dass sie mich und meine subjektive Wahrnehmung des Gesundheitszustandes ernst nimmt, dass sie dann aber auch rät und Präferenzen äußert, nicht einfach Optionen auf den Tisch legt. Das hat mit Führungsverantwortung zu tun.

Philip Roth beschreibt in seinem Abschiedsbuch über seinen Vater, bei dem 86-jährig ein Hirntumor diagnostiziert wurde, das verantwortungsvolle Handeln der Ärzte. Sie waren ehrlich, klar, gründlich – und äußerten auch klare Empfehlungen, was angesichts der bestehenden Möglichkeiten das Vernünftigste wäre. Philip Roth als Sohn war emotional zu stark involviert, um klar denken zu können.[187] Verantwortung kann auch im Umgang mit Zerbrechlichkeit „Halten" bedeuten – Philip Roth stärkte seinen Vater, beide wurden von den Ärzten mit Ernsthaftigkeit und Fürsorge begleitet. Hier wurde eine echte Gesprächskultur aufgebaut, in der auch Ängste und Unsicherheit ernst genommen wurden; dennoch haben sich die Ärzte nicht vor der Verantwortung gedrückt, auch Führung anzubieten.[188] Diese Führung wurde vom Patienten Herman Roth und seinem Sohn Philip als wohltuend empfunden. Ärzt/inn/en haben eine Führungsverantwortung, die sie gerade durch die Reflexion auf die ihnen eigene Macht ausüben können.[189]

Die Balance von Rechten und Pflichten

Wie sollen wir also mit Kranken umgehen? Ein mutiger Satz: Patientinnen und Patienten haben auch Pflichten. Eine Patientin, die einer

Behandlung zustimmt, geht im Sinne der erforderlichen Kooperation in Gesundheitsfragen (Kooperationsfragen zwischen Ärztin und Patientin) auch Pflichten ein. Wer einem Behandlungsplan zustimmt, bindet sich.[190] Auch eine Patientin hört nicht auf, Mitglied einer Gemeinschaft zu sein, die Rahmenbedingungen für Gesundheitsvorsorge und Gesundheitsfürsorge schafft.

Auch hier kann ein Blick in eine Klosterregel inspirierend sein. Die erwähnte Regel des Pachomius aus dem frühen 4. Jahrhundert spricht sich für die Rücksicht gegenüber den Schwächeren und Kranken aus. Die Hausoberen sollen in Erfahrung bringen, was jeder Einzelne nötig hat, und jeden Einzelnen in seiner besonderen Situation im Blick haben (I, 24, 26). Auf die schwächeren Mitbrüder, die Kranken und die Betagten, ist in besonderer Weise Rücksicht zu nehmen – etwa in der Verminderung der Arbeitslast (I, 5) oder im Zugeständnis größerer Nachtruhe (I, 10) oder in besonderer Speise (I, 46). Gleichzeitig warnt Pachomius aber vor Privilegienbildung: Selbst im Krankheitsfall soll sich der Küchenverantwortliche nicht einfach etwas aus Küche oder Vorratsraum nehmen, sondern soll dies ausgehändigt bekommen (I, 41). Das gilt auch für andere Kranke (I, 43), die ebenfalls keine Zugangsprivilegien zur Nahrung erhalten. Die Gemeinschaft darf durch besondere Bedürfnisse nicht ins Wanken geraten; diese Gefahr ist dann gegeben, wenn überzogene Ansprüche gestellt oder Privilegien im Sinne von Vorrechten etabliert werden. Der Rücksichtnahme und dem Blick auf die je besondere Situation entspricht die Botschaft, dass sich auch ein Mensch in besonders verwundbarer und bedürftiger Lebenssituation als Mitglied der Gemeinschaft sehen muss und im Rahmen der Gemeinschaftsordnung behandelt wird. Ähnliches sehen wir in der berühmten „Regula Benedicti" aus dem 6. Jahrhundert. Hier ist auch die Erinnerung an die besondere Sorge für die kranken Mitbrüder. „Die Sorge für die Kranken muss vor und über allem stehen." Das wird begründet mit dem Hinweis auf das Matthäusevangelium, dass eine Begegnung mit dem Kranken eine Begegnung mit Christus ist.

In eine andere Sprache übersetzt, könnte man sagen: In der Begegnung mit dem kranken Menschen öffnet sich ein Zugang zu Wesentlichem. Diese besondere „Würde des leidenden Menschen" möge auch ein Krankenhaus nicht vergessen. „Besondere Würde" bedeutet hier, dass ein kranker Mensch einen besonderen Blick auf das im Leben Wesentliche hat. Das hat etwa Joseph Kardinal Bernardin erfahren, der nach einer Krebsdiagnose einen Blick auf das, was im Leben zentral ist, bekommen hat.[191] Die Regel des Benedikt erinnert an die Notwendigkeit, dass die Kranken einen eigenen Raum haben, der nach eigenen Gesetzmäßigkeiten strukturiert und dem Tagesgeschäft entzogen ist. Es findet sich aber auch der auffallende Hinweis: „Die Kranken mögen bedenken, dass man ihnen dient, um Gott zu ehren; sie sollen ihre Brüder, die ihnen dienen, nicht durch übertriebene Ansprüche traurig machen." (Regula Benedicti, 36). Es gelten also auch für den kranken Ordensmann Pflichten, Pflichten gegenüber der Gemeinschaft.

Ein drittes Beispiel: Ähnlich wie die Regel des Benedikt spricht auch Teresa von Ávila in ihren Konstitutionen aus dem Jahr 1567, den Regeln für das Gemeinschaftsleben, vom sorgsamen Umgang mit den Schwachen und Kranken. Die Kranken sollen mit Liebe, Verwöhnung und Hingabe gepflegt werden (23). Sie sollen freilich auch der Krankenschwester gehorchen, sie haben auch Pflichten. Im Umgang mit den Kranken setzt Teresa von Ávila eine klare Priorität: „Darauf verwende die Priorin große Sorge, dass es eher den Gesunden am Notwendigen als den Kranken an mancher Erleichterung fehlt." (23) Die Kranken also sind nicht mit denselben Maßstäben zu messen wie die Gesunden. Es gilt der Blick auf die besonderen Bedürfnisse; jeder Mensch wird als besonderer Mensch wahrgenommen und behandelt: Alle sind mit allem Notwendigen zu versorgen, freilich liebevoll und mit einem Blick auf die besonderen Bedürfnisse und das jeweilige Alter (22). Teresa ermuntert auch dazu, die eigenen Bedürfnisse mitzuteilen.

Hier sind einige Hinweise für die Rede von Pflichten im Zusammenhang mit kranken Menschen enthalten: Es gilt die Pflicht, auf die je besondere Situation eines Menschen zu achten; es gilt die Pflicht, den kranken Menschen nicht mit den Maßstäben eines gesunden Menschen zu messen; es gilt aber auch aufseiten der Patient/inn/en die Pflicht, sich stets, also auch in der Krankheit, als Mitglied der Gemeinschaft mit entsprechenden Verpflichtungen zum Gemeinwohl zu sehen, und keine übertriebenen Ansprüche zu stellen, die als Vorrechte die Gemeinschaft erodieren.

Damit sind wir wieder bei dem spannendenden wie heiklen Thema „Pflichten von Patient/inn/en" angelangt. Gerade wenn man Gesundheit, wie vorgeschlagen wurde, als Fähigkeit zweiter Ordnung versteht, also als Fähigkeit, mit Fähigkeiten und Grenzen umgehen zu können, ergeben sich daraus Anknüpfungspunkte für eine Reihe von „Pflichten". Das hat einerseits mit der Idee zu tun, dass Gesundheit nicht als individuelles Eigentum, sondern als Gemeinschaftsgröße gesehen werden muss, andererseits mit Zumutbarkeiten: Wenn man Gesundheit auch als die Fähigkeit versteht, mit körperlichen Widrigkeiten und Limitierungen umzugehen, ergeben sich daraus nicht nur Ansprüche, sondern auch Zumutbarkeiten.

SELBSTTÄUSCHUNG UND HIERARCHIEN: AUS DER BLASE HERAUSTRETEN

Arzt und Ärztin, Pflegerin und Pfleger, Krankenschwestern und Sanitäter, um ein paar Gruppen aufzuzählen, haben Rollen und spielen Rollen. Der amerikanische Soziologe Erving Goffman hat menschliche Interaktionen immer wieder mit einer Bühne verglichen, auf der Schauspielerinnen und Schauspieler vor einem Publikum, einem „Skript" folgend, eine Art „Theaterstück" zur Aufführung bringen. So ist es etwa klug, wenn sich Ärztinnen und Ärzte nicht anmerken lassen, wenn sie entsetzt oder überfordert sind. Goffman bringt eine Rolle mit der Ausübung von Rechten und Pflichten, die mit einem bestimmten sozialen Status verbunden sind, zusammen. Eine Rolle wird nicht allein gespielt, sondern gemeinsam mit einem Ensemble, einer Gruppe von Individuen, die eng zusammenarbeiten muss, wenn eine gegebene Situation aufrechterhalten werden muss. Mit anderen Worten: Was wäre ein Primararzt der alten Schule ohne die Bewunderung „von unten"? Auch der Star braucht ein Ensemble. Wer eine Rolle erfasst, hat eine starke innere Bindung an diese und zeigt aktiven Einsatz und spontanes Einbezogensein in das Rollenhandeln. Die Rolle schützt die Identität und das Image einer Person; Letzteres ist für Goffman ein entscheidender Faktor in der Alltagsbewältigung.

Wir sind stets damit beschäftigt, unser Image aufzubauen, zu verteidigen oder zu rehabilitieren. Alle Menschen im Krankenhaus haben ein Image, das sie in sozialen Interaktionen bestätigen lassen wollen. Der mustergültige Patient, die hilfsbereite Krankenschwester, der kompetente Arzt, die eifrige Turnusärztin – alles Muster, an denen sich Verhalten ausrichtet. In einer Hierarchie gilt es vor allem, das Gesicht zu wahren. Florian Teeg berichtet über seinen missglückten Versuch, innerhalb der Hierarchie ein neues Muster anzuwenden. Er zeigte sich als frisch an die Klinik gekommener Assistenzarzt unsicher im Umgang mit den Schwestern, bot ihnen das Du-Wort an, was sie ignorierten.[192] „In mir kämpfte der Ärger über meine eigene Unsicherheit im Umgang mit den Schwestern mit dem Groll über die Selbstherrlichkeit des Pflegepersonals." Er erkannte, dass das Ausfüllen der Arztrolle mehr erfordert als nur medizinische Kompetenz. Nach und nach glaubte er die hierarchisch gewachsenen Dynamiken zu verstehen: „Im weiteren Verlauf hatte ich festgestellt, dass Schwestern generell eher auf Autorität und klare Anweisungen standen"; wenn er sie um Rat fragte, wurde ihm der Ball mit den Worten: „Sie sind doch der Arzt!", zurückgespielt.

Die Bedeutung von Hierarchien in der Interaktion

Darf ich in diesem Zusammenhang von einer Erfahrung erzählen? Eine Kollegin und ich haben vor einigen Jahren auf Wunsch der Krankenhausleitung eine Fortbildung mit ausgewählten Mitarbeiter/inne/n durchgeführt. Es waren verschiedene Berufsgruppen vertreten: ein Stockmädchen, ein Koch, eine Pflegerin, eine Ärztin, ein Verwaltungsbediensteter. Die Gruppe war sichtlich demotiviert, weil sie auf Wunsch der Krankenhausleitung an dieser Fortbildung teilnehmen musste. Sie waren es auch sichtlich nicht gewohnt, in dieser „hierarchie- und berufsgruppenübergreifenden" Konstellation zusammenzukommen. Die Gruppe war träge, erst als es um die Frage nach Anerkennung und Entlohnung ging, wachten die Teilnehmenden auf; es war wie ein Dammbruch. Subjektiv empfundene Ungerechtigkeiten, als unerträglich empfundenes Standesdenken, inakzeptabel scheinende Hierarchiemuster kamen zur Sprache. Die

Fassade des korrekten Umgangs brach auf, und es zeigte sich das, was Oliver James oder Richard Laylard als „Statusangst" und „Statuswettkampf" beschreiben.[193]

Man kann nicht naiv darüber hinwegsehen, dass Einkommens- und Statusunterschiede sich auf Interaktion und Vertrauenskultur auswirken. Und diese Unterschiede spielen in einem hierarchisch organisierten Krankenhaus eine nicht zu leugnende Rolle. Unterschiede schlagen sich atmosphärisch nieder. Die Krankenpflegerin Anna Delegra, die auf einer Notfallambulanz arbeitet, beklagt sich über den mangelnden Respekt des Notarztes den Krankenpflegekräften gegenüber:

> „In der Zwischenzeit hält der Notarzt … mal wieder seinen Monolog und schaut dabei sein Klemmbrett an, das er umklammert … kann er nicht wenigstens Respekt zeigen und uns anschauen, wenn er mit uns redet?"[194]

Krankenhäuser sind im Normalfall stark hierarchisch strukturiert, die drei Säulen ärztlicher Dienst, Pflegedienst und Wirtschafts- und Verwaltungsdienst sind in der Praxis meist voneinander getrennt und bilden unterschiedliche „Kulturen" aus, was die Zusammenarbeit erschweren kann.[195] Nicht selten ist in der Folge in Krankenhäusern zu beobachten, dass sich die unterschiedlichen Berufsgruppen voneinander abgrenzen und nur wenig Kooperation und Koordination zeigen, was zu beidseitigen Informationsdefiziten führt.[196]

Es wurde auch beobachtet, dass das Pflegepersonal als Reaktion auf Machtansprüche und -verhalten der Mediziner/innen Widerstandsformen entwickelt, die von ärztlicher Seite sogar als „Boykotthaltung" interpretiert werden.[197] Verweigert das Pflegepersonal den Ärzt/inn/en Unterstützung und Informationen, wird schließlich auch deren Handlungsspielraum eingeschränkt und Arbeitsbelastung und -druck nehmen zu. Aus Sicht der Pflegenden geht es vor allem um Fragen der Anerkennung im Krankenhaus.[198] Hier wird es klug sein, wie oben angedeutet, in der Pflege gewonnenes Wissen aktiv in das Gesundheitsgespräch einzubringen. Formen der Missachtung geschehen nicht nur strukturell, sondern zeigen sich gerade auch an Kleinigkeiten im Alltag. So beklagt sich eine Pflegekraft über mangelnde Verlässlichkeit:

„Da gibt es überhaupt keinen geregelten Ablauf. Man kann nicht sagen, um die oder die Uhrzeit ist Visite. Das gibt es hier eigentlich gar nicht. Man kann drauf hoffen, dass es so ist, aber es ist häufig überhaupt nicht so. Das heißt, ich muss dann ständig hinterherlaufen und frage ihn [den Arzt] wegen Kleinigkeiten und könnte ihn aber im Zimmer [des Patienten] das geballt fragen, dann muss ich ihn nicht ständig stören, und er stört mich nicht ständig. Weil es ist ja schlimm, wenn er zehnmal unterbrochen wird, immer wegen der gleichen Kleinigkeit, die man dann gesammelt in fünf Minuten besprechen kann.“[199]

Wieder sehen wir, dass sich hierarchische Unterschiede atmosphärisch niederschlagen. Ich gebe ein Beispiel aus einem anderen Kontext: Als ich in Bhutan meinen Auslandszivildienst in einem Entwicklungsprojekt ableistete, sickerte durch, dass der kanadische Manager das Hundertfünfzigfache des bhutanischen Projektangestellten verdiente. Natürlich war es nicht beabsichtigt, dass diese Information die Runde machte. Sie hatte einen doppelten Effekt: Zum einen fühlten sich die bhutanischen Projektangestellten demotiviert. „Warum soll ich mich anstrengen, wenn ich 150 Stunden arbeiten muss, um das zu verdienen, was Herr X in einer Stunde verdient?“ Zum anderen begegneten sie dem kanadischen Manager mit „zero tolerance“, was Fehler oder Versehen anging, also mit der Einstellung: „Wenn jemand so viel Geld bekommt, dann darf er sich nicht den kleinsten Fehler leisten.“ Diese Dynamiken könnten auch in abgeschwächter Form in einem Krankenhaus wirken. Es ist also ein Preis für stark ausgeprägte Hierarchien zu leisten.

Gefangen in der „Rollenblase“

Hierarchien führen zu Rollenbildung und Rollenbildung kann zu Formen von Selbsttäuschung und Realitätsverlust führen. In der Einleitung wurde Michael Schophaus zitiert, der seinen vierjährigen Sohn ins Krankenhaus begleitete:

„Wir bitten Professor E. höchstselbst um eine Audienz. Er wehrt sich ohne große Überzeugung, dann grummelt er Entschuldigungen in sich hinein. Er wirkt abwesend, nicht bei der Sache, vielleicht ist er in Gedanken schon wieder in seinem Labor. Gespräche mit Eltern sind ihm nur lästige Pflicht ... Wir sprechen über den Resttumor, irgendwann lächelt er kauzig in sich hinein. Als wolle er sagen: ‚Was machen Sie eigentlich für einen Aufstand? Ihr Kind stirbt doch sowieso.'"[200]

Hier zeigt sich das, was man eine „Blase" nennen könnte; eine Blase, in der ein Mensch aufgrund seiner Rolle gefangen ist und die ihn daran hindert, sich von anderen Menschen wirklich berühren zu lassen. Solche Blasen haben durchaus mit Hierarchien zu tun. Der Wirtschaftspsychologe Chris Argrys hat die Frage diskutiert, warum sich „smart people" so schwertun, zu lernen.[201] Sie tun sich so schwer, zu lernen, weil sie sich ungern in verwundbare Situationen begeben, weil sie es gewohnt sind, Situationen kontrollieren zu können, weil sie in einer Kultur aufwachsen, in der Fehler vermieden werden sollen. Diese Haltungen stehen einer Kultur von Menschlichkeit entgegen. Gut ausgebildete, erfolgreiche und intelligente Menschen („smart people"), wie es in der Regel höher gestellte Ärztinnen und Ärzte sind, sind also mit speziellen Lernhindernissen konfrontiert: Menschen, die sich in der Regel in Situationen befinden, die sie souverän beherrschen, und die gleichzeitig in Kontexten operieren, in denen das Eingeständnis von Unfähigkeit, Inkompetenz und Unwissen problematisch ist, werden sich schwertun, dazuzulernen. Wieder stoßen wir auf die Notwendigkeit, eine Gesprächskultur und eine Lernkultur aufzubauen.

Eines der größten Hindernisse auf dem Weg zu gutem Umgang mit anderen Menschen ist die Selbsttäuschung. Das amerikanische „Arbinger Institute" hat, aufbauend auf psychologischen Forschungen, über den Zusammenhang von Führungsschwäche und Selbsttäuschung nachgedacht.[202] Es werden Verantwortungsträger beschrieben, die in Schubladen denken („thinking inside the box") und durch diese eingeschränkte und verzerrte Wahrnehmung ihre Führungsverantwortung nicht befriedigend wahrnehmen können. Selbsttäuschung verbunden mit Allmachts-, Überlegenheits- und

Machbarkeitsfantasien führen zu respektloser Behandlung von Menschen, einem Mangel an Wertschätzung und schiefen Prioritäten. Menschen, die an Selbsttäuschung leiden, haben falsche (meist überzogene) Auffassungen in Bezug auf sich selbst. Sie neigen dazu, sich selbst und die eigene Leistung zu überschätzen. Sie denken innerhalb der zitierten Box. Dies hat Auswirkungen auf das Verschieben von Schuld, auf das Vertuschen von Fehlern.

Selbsttäuschung kann unter anderem bedeuten, dass Menschen aufgrund ihres sozialen Status in einer Blase der „Ehre" gefangen sind, die sie „unberührbar" macht und in der sie einen Spielraum für Fehler bekommen. Heikle Fragen stellt nicht der Subalterne dem Vorgesetzten, sondern umgekehrt. Die Chefärztin moniert die Fehler des Turnusarztes, nicht umgekehrt. „Götter in Weiß" sind wohl am ehesten gefährdet, in die Falle der nicht hinterfragten Selbsttäuschung zu geraten. Bereits Cicero machte darauf aufmerksam, dass Menschen in Führungspositionen ein Korrektiv benötigen, nämlich Menschen, die wahrhaftig sein können, ohne etwas befürchten zu müssen. Der Unwille zur Wahrheit mag auch etwas mit der eigenen Sicherheit oder Unsicherheit zu tun haben.

Der polnische Philosoph Joseph Maria Bochenski hatte seinerzeit in einer Studie zwei grundsätzliche Formen von Autorität unterschieden: „deontische" und „epistemische" Autorität. Deontische Autorität ist Autorität aufgrund von Status in einer Hierarchie, epistemische Autorität ist Autorität aufgrund von Wissen und Können. Im Idealfall befinden sich die beiden im Gleichgewicht. In einem streng hierarchisch gegliederten System wie in einem Krankenhaus ist dies nicht selbstverständlich.

Florian Teeg beschreibt in seinem Bericht über seine Zeit als Assistenzarzt, wie offensichtlich die Kompetenzunterschiede zwischen Oberarzt und Chefarzt (zugunsten des Oberarztes) waren und dass der Status in der Hierarchie keineswegs den Status in Hinblick auf Können, Wissen und Begabung wiedergeben musste. Er berichtet an anderer Stelle auch von aus Stolz geknüpften Fallstricken. Wir könnten uns die bange Frage stellen, wie viel Sand im Getriebe eines Krankenhauses durch Eitelkeit und Stolz entstehen kann. Teeg war Assistenzarzt und hatte mit einem griechischen Medizinstudenten zu tun, der sich – obwohl hierarchisch und ausbildungsmäßig unter ihm stehend – in einem Fall besser auszukennen scheint. Der Assistenzarzt kämpfte mit seinem Stolz:

> „Wahrscheinlich war es das Beste, wenn ich zunächst auch die andere Lungenseite abhören würde … Vielleicht hatte der naseweise griechische Pseudophilosoph ja recht mit seiner Behauptung. Das hätte aber auch ein klares Eingeständnis in die Fehlerhaftigkeit meines Vorgehens bedeutet. Und der Chef war immer noch ich!"[203]

Wenn es um das Einschleifen von hierarchischen Positionen geht, um die Wahrung des Gesichts – so ist im Alltag viel Raum für Irrationalität, die sich durchaus auch in Fehlern niederschlagen kann.

Vorurteile und Rassismus

Die Blase der Selbsttäuschung kann auch mit der Einschätzung anderer Menschen zusammenhängen; auch im Krankenhaus gibt es Vorurteile oder Rassismus. Eine Fachkraft der Augenheilkunde erzählte uns:

> „Die Patientin war eine Ausländerin. Und dann hat sie gesagt: ‚Sie sind so nett auch zu Ausländern.' Und dann denk ich mir schon: ‚Was hat die sonst so erlebt?' Das sollte doch normal sein."

Wenn man sich vorstellt, dass der Großteil der Ärzt/inn/e/n aus der Mittelschicht kommt, wird man verstehen, dass sie die in diesem sozialen Segment üblichen sozialen und kulturellen Normen häufig stillschweigend voraussetzen und anwenden, was zu Kommunikationsproblemen führen kann.[204] Jede Ärztin, jeder Arzt bringt nicht nur den jeweiligen Charakter, sondern auch die jeweiligen Stereotypen mit. Hier können auch soziale Klischees eine Rolle spielen, in Bezug auf Wohnungslose, Alkoholiker oder sozial Schwächere – oder aber auch handfeste Herausforderungen, wie etwa Läuse bei einem Obdachlosen.[205] Status- und Standesdenken schwingt immer mit, wenn es Teil der Kultur ist, die uns weniger bewusst ist, als wir meinen.

„Es sind ja nicht alle Ärzte gute Menschen", sagt uns eine junge Ärztin im Interview. „Manche sind schon sehr eingebildet. Aber die meisten lassen es nicht an den Patienten aus und tun eher so, dann im Privaten. […] Das mit den Ausländern, da sind manche [Kollegen] schon auch nicht immer darauf so gut zu sprechen. Ich denke mir, dass es halt andere Kulturen sind. Und der Schmerz und wie das so ist im Krankenhaus, das ist auch überall anders. Ich versuche es zumindest. Aber wer weiß, wie es in ein paar Jahren ist. Vielleicht fange ich dann auch mal so an, mich darüber aufzuregen und zu beschweren. […] Es sollte halt nicht auf Kosten des Patienten gehen. Aber natürlich lässt man mal die Luft raus. Dann im Privaten oder in den Pausen. Und dann sollten vielleicht keine Patienten zuhören."

Hier ist eine Kultur der Selbstreflexion gefragt, Rassismus ist ebenso Thema in der Literatur wie Fragen der sozialen Diskriminierung überhaupt.[206] Inwieweit macht das Personal einen Unterschied in der Behandlung von Menschen, die sich nach Religion, Muttersprache, sexueller Orientierung, Alter, Bildung, Erfahrungshorizont voneinander unterscheiden? Hier spielt auch die Frage nach dem Umgang mit „besonderen Patient/inn/en-Gruppen" eine Rolle, die Frage nach dem Umgang mit Kindern, autistischen oder dementen Personen. Sheila Barton, eine englische Theologin und Mutter eines autistischen Kindes, beschreibt beispielsweise eine Erfahrung im Krankenhaus mit ihrem jugendlichen Sohn Jonathan: Sie weist das Krankenhauspersonal höflich darauf hin, dass Jonathan autistisch ist und das Krankenhaushemd nicht anziehen wird; die zuständige Schwester hört nur ungenau zu und hält sich an die Standardprozedur, Jonathan schlägt um sich und brüllt. Bartons Kommentar: „They'll have to learn the hard way."[207] Vorurteile werden durch Erfahrungen abgebaut – es sind gerade auch Erfahrungen, die Klischees und Stereotypen explizit machen. Diese verfestigen die Selbsttäuschung.

Selbsttäuschung kann abgebaut werden durch Ehrlichkeit im Umgang miteinander und die Möglichkeit zu Korrektiv und Korrektur, durch eine Verflachung von Hierarchien, durch den Abbau von Statussymbolen und Positionsgütern. Es gilt zu vermeiden, dass das

System zu einer „Box" wird, innerhalb derer Menschen denken und handeln. Die Blase der Selbsttäuschung kann schlicht dadurch zum Platzen gebracht werden, dass sich Rollen verändern. Dies kann schneller erfolgen, als einem lieb sein mag.

Der Kardiologe Thomas Meinertz erzählt, wie schwer es ihm gefallen ist, angesichts seiner Herzprobleme in die Rolle des Patienten zu schlüpfen: „Ich, der Arzt, wurde zum Patienten. Ich glaubte noch beim ersten unguten Gefühl, die Natur habe einen Fehler gemacht."[208] Er überlegt, ob er nach dem Auftreten von Vorhofflimmern seine Lebensgewohnheiten ändern solle, kann sich aber auch schwer von Stress, Kaffeekonsum, Pfeiferauchen und dem abendlichen Wein trennen. Ebenso schwer fiel ein Ausdauertraining, groß war auch die Hemmschwelle, einen Kollegen aufzusuchen und nicht sein eigener Arzt zu sein. Als sich die Situation nicht wesentlich verbesserte, begann Meinertz, Medikamente zu nehmen – während des Dienstes und heimlich: „Wenige Minuten nach Beginn des Vorhofflimmerns nahm ich heimlich zwei Tabletten des Antiarrhythmikums Flecainid und arbeitete weiter, als wäre nichts geschehen."[209] Fällt dieses Verhalten unter das, was man „vernünftig" nennen könnte? Verständlich ist es auf jeden Fall. Ebenso wie es verständlich ist, dass Patient/inn/en nicht immer genau das tun, was ihnen empfohlen wird, geht es doch in unserem Leben auch um „kurzfristige Höhepunkte", einem Ausweichen unangenehmer Entscheidungen. Auf die Dauer konnten die Probleme nicht verheimlicht werden. Meinertz hält aber fest, dass er in den Jahren seiner Erkrankung neue Einblicke gewonnen hat, „die mir ein besseres Verständnis für meine Patienten erbrachten".[210] Dieser Rollentausch zeigt eine Dynamik, die immer wieder erprobt wurde, etwa im Projekt „Manager/innen arbeiten eine Woche lang in einer Sozialeinrichtung" – Versuche, die andere Seite zu sehen.

Es bedarf einer großen inneren Reife, um in einer Hierarchie gut arbeiten zu können – das hat einerseits mit der Anerkennung von Ordnung zu tun, andererseits mit Respekt und Selbstachtung. Dag Hammarskjöld, UN-Generalsekretär von 1953 bis zu seinem Unfalltod auf einer UN-Mission im Kongo im Jahr 1961, beschäftigte sich in seinen Tagebuchaufzeichnungen immer wieder mit Fragen von Autorität und Dienst. Das Leben als Dienst wird gerade mit wachsender Macht und Verantwortung drängend. Der Umstand, dass einem Menschen andere Menschen anvertraut sind, ist nach Hammarskjöld eine Quelle von Demut, einer „Demut, die aus dem Vertrauen anderer geboren wird".[211] Das Leben als Dienst ist dem Verantwortungsträger in besonderer Weise aufgetragen: „Die Stellung gibt dir nie das Recht, zu befehlen. Nur die Schuldigkeit, so zu leben, dass andere deinen Befehl annehmen können, ohne erniedrigt zu werden."[212] Das können wir so stehen lassen.

STARKE SORGE: DIE MENSCHEN LIEBEN

Eines der wichtigsten Güter in einem Krankenhaus ist das Vertrauen. Vertrauen ist die Bereitschaft, einer anderen Person ein Gut zu geben, das wichtig für mich ist; die andere Person könnte dieses Gut beschädigen. Wenn jemand einer Babysitterin kleine Kinder anvertraut, bedarf es großen Vertrauens: Kostbares wird in die Macht eines anderen Menschen gegeben, der ja die Kinder auch schlecht behandeln und schädigen könnte. Da braucht es Vertrauen. Wenn eine Patientin ins Krankenhaus geht, vertraut sie sich dem Personal und der Institution an; sie übergibt anderen ein ihr wichtiges Gut, ihre körperliche Integrität. Entsprechend wichtig wird es sein, hier eine Kultur des Gesprächs aufzubauen, die Ernsthaftigkeit und Fürsorglichkeit, Redlichkeit und Kompetenz im Umgang mit diesem Gut signalisiert. In einem Interview sagte uns eine Mitarbeiterin an einer Krankenhausabteilung:

> „Für die Patienten ist es das Wichtigste, dass es gut geht. Und ganz wichtig ist es, dass sich der Patient ernst genommen fühlt. Das glaube ich. Man muss immer davon ausgehen, dass es einen Leidensdruck gibt. Man muss dem Patienten das Gefühl geben, dass er ausreden darf. Dass man ihm zuhört. Und es wird sich für ihn Zeit genommen werden."

Vertrauen beruht im Wesentlichen auf drei Faktoren: Reputation, Einschätzung der gegenwärtigen Situation und Annahmen in Bezug auf die Moral und das künftige Handeln des Gegenübers. Hier kann ein einzelnes Krankenhaus einiges selbst beitragen, ist aber andererseits auf die Reputation des Gesundheitswesens insgesamt angewiesen.

Wie entsteht Vertrauen?

Wie kann man Vertrauen aufbauen? Vertrauen wird manchmal mit einem zarten Pflänzchen verglichen. Es muss gepflegt werden; es ist zerbrechlich. Psychologische Studien sagen uns, dass Vertrauen langsam, wirklich langsam aufgebaut wird – aber schnell kaputtgehen kann.

Das kann man aus der Politik lernen. Erinnern wir uns an die folgenschwere Begegnung zwischen dem damaligen englischen Premierminister Gordon Brown und Gillian Duffy. Im April 2010 war Gordon Brown im Wahlkampf und hatte eine Begegnung mit besagter Frau Duffy, einer 66-jährigen Dame, die schon immer die Labour Party gewählt hatte. Sie hatten ein höfliches Gespräch, in dem es auch um Immigration und Ausländer ging. Danach setzte sich Gordon Brown in seinen Wagen, vergaß, dass das Mikrofon noch eingeschaltet war und beschwerte sich über die Zumutung des Gesprächs und verlor einige beleidigende Worte über Gillian Duffy. Das war am Vormittag, um die Mittagszeit wurde er live bei einem Besuch eines Radiosenders mit seinen Bemerkungen konfrontiert und war natürlich tief erschüttert. Er hatte innerhalb von Minuten unglaublich viel an Vertrauen verloren, was er auch nicht mehr wettmachen konnte. Seine Glaubwürdigkeit war dahin! Die Menschen dachten: „Wenn er in dieser Situation ganz anders redet, als er empfindet und denkt, wie soll ich diese Aussage oder jene Begegnung einschätzen?" Bekanntlich hat Gordon Brown die Wahl verloren, nicht zuletzt durch den Vertrauensverlust durch diese Episode, die sich wie ein Lauffeuer verbreitete.

Vertrauen ist also ein zartes Pflänzchen. Es wird aufgebaut durch „Vertrautheit und „Zutrauen". Damit sich Vertrauen aufbaut, braucht es Stabilität und Kontinuität. Menschen müssen mit bestimmten Erscheinungsbildern und Abläufen vertraut werden. Das kann man an der Einführung von Marken in den Markt beobachten: Die Bekanntheit einer Marke erzeugt ein Gefühl von Vertrautheit und dieses Gefühl von Vertrautheit ist Basis von Vertrauen. Und dann braucht es „Zutrauen": die Überzeugung, dass der, dem ich vertraue, der Aufgabe gewachsen ist. Das hat mit Kompetenz zu tun, mit dem Glauben der Menschen, dass wir unsere Dinge gut und richtig machen. Das hat auch viel mit persönlichen Beziehungen zu tun.

Persönliche Beziehungen sind der Schlüssel dazu. Menschen bauen Vertrauen in Krankenhäuser durch persönliche Beziehungen auf. Gesichter sind wichtiger als Gebäude. Im Englischen unterscheidet man zwischen „trust in systems" und „trust in persons". Es ist nach wie vor so, dass das Vertrauen in Systeme durch das Vertrauen in Personen aufgebaut wird. Die Psychologie des Vertrauens sagt uns, dass Menschen konkrete Identifikationsflächen brauchen, Andockstellen, an denen sie sich zu Hause und nicht fremd fühlen. Misstrauen entsteht nach einschlägigen Studien aus drei Gründen: aufgrund von Ohnmacht, von empfundener Ungleichheit und Ungleichbehandlung und von Anonymisierung. Mit anderen Worten: Patient/inn/en fassen Vertrauen, wenn sie sich ernst genommen fühlen, wenn ihre Anliegen in einem Dialog besprochen werden, wenn sie das Gefühl haben, mitreden zu können. Patient/inn/en entwickeln Vertrauen, wenn sie den Eindruck haben, dass alle Menschen fair und gleich behandelt werden, dass es also keine bevorzugten Behandlungen gibt, keine Mauscheleien und keinen Nepotismus. Schließlich: Patient/inn/en bauen Vertrauen auf, wenn sie als Person wahrgenommen werden, als besonderer Mensch, wenn sie auf eine konkrete Ansprechperson treffen. Vertrauen ist noch fragiler, wenn es sich um besondere Beziehungen (gender bias)[213] oder besonders verwundbare Gruppen, wie etwa Kinder, Demenzkranke oder Menschen mit Migrationshintergrund, handelt.

Wenn Vertrauen verloren gegangen ist, muss man es wiederherstellen. Das nennt sich „trust repair". In einem Krankenhaus kann dies der Fall sein, wenn ein Fehler passiert ist. „Trust studies" zeigen uns: Vertrauen kann wieder aufgebaut werden, wenn neben einer Erklärung auch konkrete Ankündigungen von konkreten Veränderungen vorgelegt werden. Diese Versprechen sollen einfach sein. Menschen wollen keine komplizierten Strategien und Verfahren sehen, sondern einfache Schritte. Vertrauen wird nicht durch ein kompliziertes Regelwerk aufgebaut oder zurückgewonnen, sondern durch einfache Grundregeln. Das ist wie in der Rhetorik, wo man sagt: Eine klare Botschaft deutlich zu platzieren bringt mehr, als eine Fülle von Botschaften oberflächlich zu vermitteln. Einerseits gilt bei der Vertrauensreparatur also: „Less is more". Das ist eine Frage der Klarheit. Andererseits wird Vertrauen aber dadurch hergestellt, dass man mehr tut als unbedingt nötig. Menschen werden misstrauisch beziehungsweise in ihrem Misstrauen bestärkt, wenn sie den Eindruck haben, dass sich jemand mit einem Minimum durchzuschwindeln versucht. Das ist eine Frage der Anstrengung. Hier muss man Initiative zeigen, energisch auftreten, das Heft des Handelns in die Hand nehmen.

Wer erinnert sich nicht an das verheerende Flugzeugunglück in der Nähe von Bangkok im Jahr 1991, als eine Maschine der „Lauda Air" abstürzte? Niki Lauda wusste, dass das Überleben seiner Fluglinie auf dem Spiel stand und dass ein massiver Vertrauensverlust geschehen war. Er ergriff sofort die Initiative, flog an den Ort des Unglücks, leitete Untersuchungen und auch Entschädigungsmechanismen ein. Er war proaktiv und ließ sich nicht erst durch Gerichtsbeschlüsse zwingen. Vertrauensreparatur muss energisch erfolgen, mit „starker Sorge".

Anteilnahme macht ein Krankenhaus menschlich

Das ist ein Stichwort, das ich abschließend für eine Ethik im Krankenhausalltag einbringen möchte. Ein Krankenhausaufenthalt verlangt der Patientin und dem Patienten viel an Vertrauen ab. Hier ist die Erfahrung „starker Sorge" der Schlüssel, um dieses Vertrauen entwickeln zu können. Bei Krankheiten gibt es neben medizinisch feststellbaren, vielfach auch messbaren Aspekten auch die Ebene der subjektiven Wahrnehmung mit Ängsten und Verunsicherungen. Das sind zwei verschiedene Störungen. Der Kardiologe Thomas Meinertz hält deswegen mit Blick auf Herzrhythmusstörungen fest:

„Beide ‚Störungen' müssen vom Arzt wahrgenommen und sensibel angesprochen werden. Erst wenn sich der Patient auf diesen beiden Ebenen verstanden und angenommen fühlt, wächst sein Vertrauen zum Arzt. Dieses Vertrauen bietet die besten Voraussetzungen für die Führung des Patienten und eine erfolgreiche Therapie."[214]

Menschen fassen Vertrauen, wenn man sich ihnen zuwendet. „Das Eigentliche des Heilberuflers ist die Hinwendung zum bedürftigen Menschen.[215] Eine Ärztin ist „eine Angerufene". Die Idee von „Menschlichkeit im Krankenhaus" hängt wesentlich mit dieser Idee zusammen, dass Menschen als Menschen miteinander umgehen. Anteilnahme ist ein Aspekt, dessen tröstende Kraft nicht unterschätzt werden möge. Michael Schophaus erzählt von den Tränen eines Arztes, der den vierjährigen Jakob behandelte:

„‚Jakob wird immer weniger Jakob', sagt Dr. D., ‚und der Tumor immer mehr Tumor … Sein Bauch wird dicker werden, und so ein Bauch ist sehr, sehr dehnbar. Unglaublich dehnbar. Ich kenne da Bilder, die ich Ihnen ersparen möchte', sagt er. Er hat Tränen in den Augen. Schön, dass es das noch gibt. Einen Arzt, der weint. Wir weinen gleich mit."[216]

Eine Mitarbeiterin erzählt uns im Interview:

„Manchmal denk ich mir, wenn ich mit anderen rede, die nur im Büro sitzen: ‚Macht ihr das einmal!' Weil wir sehen ja nur die Kranken, und dann wundert man sich manchmal, dass es auch so viele Gesunde gibt. Man verbringt sein Leben mit Kranken. Auch wenn in der Ambulanz jetzt nicht alle schwer krank sind. Aber man hat immer mit Problemen zu tun. Es ist schon schwer. Es ist was Schönes, dass man helfen kann, aber es ist von der Stimmung her was anderes. Da kommt man rein und da ist ein Notfallknopf und so. Das macht schon etwas mit einem, auch wenn man es vielleicht gar nicht so mitbekommt … Da war zum Beispiel einmal eine Frau, die war 24 und hatte ein einjähriges Baby. Und da ist man draufgekommen, dass sie einen schlimmen Hirntumor hat. Und das Baby hat auch schon Krebs. Die kommt hier rein und man schaut sie an und dann ist sie schon wieder draußen. Sie ist so ein großes Schicksal und für mich eine halbe Stunde Arbeit. Ich kann ihr ja eh nicht helfen, aber es belastet einen. Ich erzähle das dann anderen Menschen und wir reden untereinander. Das ist dann gut."

Anteilnahme und Gespräch sind zwei Ausdrucksformen von „starker Sorge". Eine dritte Form ist das Berühren: Selbst wenn technische Apparate vieles an Berührungen ersetzen, bleibt die direkte Berührung bei einer Untersuchung unersetzbar.[217] Auf diese Weise drückt sich starke Sorge aus. Viele Patient/inn/en sehnen sich nach Berührung. David Wagner berichtet von Studierenden, die im Krankenhaus mit ihm arbeiten – sie fragen höflich, ob sie ihn berühren dürfen. „Ich lasse sie, sonst werde ich ja kaum berührt, es zählen nur die Werte, das Heilen durch Handauflegen ist in dieser Klinik und überhaupt nicht mehr üblich. Ich mochte es, wie B. mich abtastete, abklopfte, abhorchte ..."[218]

Die Sprache der Berührung, wie wir sie etwa aus den Heilungserzählungen in den Evangelien kennen, kann eine besondere Sprache der Sorge sein. Diese Sprache ist oftmals gerade nicht „Luxus für die Gemütsschwachen", sondern entscheidet, ob menschlich behandelt wird oder nicht. Starke Sorge („robust concern") ist der Begriff, den der amerikanische Philosoph Harry Frankfurt für die Liebe verwendet. Einen Menschen zu lieben heißt, starke Sorge für diesen Menschen zu übernehmen. „Strukturen der Sorge" prägen die Identität eines Menschen; durch das, worum wir uns sorgen, bekommt unser Leben ein unverwechselbares Profil und wir werden an unserem eigenen Leben beteiligt – und gleichzeitig erfahren wir Einschränkungen und Verwundbarkeiten.[219] Die Kunst der starken Sorge ist vielleicht der Kern des menschlichen Krankenhauses; die Kunst, starke Sorge für die Menschen aufzubringen, die dir in besonderer Weise anvertraut sind. „Starke Sorge" ist dabei nicht ein Gefühlsmoment, sondern ein Willensakt, eine Entscheidung. Die tätige Sorge um das Wohlergehen eines anderen Menschen hat zwar eine affektive Komponente, entscheidend ist aber die Verantwortung, zu der man sich entschließen kann.

Ein Lehrer der starken Sorge, der auch für eine Ethik im Krankenhausalltag wichtige Einsichten liefern kann, ist der polnische Kinderarzt und Waisenhausleiter Janusz Korczak. Er hat immer wieder über die Strukturen der Sorge nachgedacht. Im Mittelpunkt seiner Betrachtungen stand das Kind. Nun sollen Patient/inn/en, selbst wenn es, wie wir gesehen haben, strukturelle Ähnlichkeiten zwischen Patient/in-Sein und Kindsein gibt, nicht als Kinder angesehen werden; die Einsichten in die „Strukturen der Sorge" bleiben aber anregend.[220] Wenn man der Sache des Kindes verpflichtet sein will, darf man keine Angst vor Schmutz haben (S. 277), muss man mit peinlichen Überraschungen umgehen können (S. 163), muss man die Dinge, die verlangt werden, selbst ausprobieren, soll man „keine Versprechungen [abgeben], die man nicht einhalten kann" (S. 302). Starke Sorge drückt sich nach Korczak auch in ernsthaftem Interesse aus: „Ein guter Erzieher weiß, dass es sich lohnt, auch über winzige Episoden nachzudenken; es sind Probleme in ihnen verborgen." (S. 182) Am gefährlichsten im Erziehungsprozess sind „die Zukurzgekommenen, die vom Leben stiefmütterlich Behandelten – hier rächen sie sich für widerfahrenes Unrecht. Enttäuscht in ihren ehrgeizigen Wünschen, gefallen sie sich in der Ausübung von Macht ohne Verantwortung, lassen sich ehrerbietig behandeln, erlauben gnädigst, dass man ihnen dient und geben despotisch ihre Befehle." (S. 251). Hat dieser Satz nicht eine verblüffende Ähnlichkeit mit Florian Teegs Beschreibung seines damaligen Chefarztes? Haben die Hinweise auf Schmutz und Ekel, auf Beobachtungsgabe und echtes Interesse, auf Vorsicht in Versprechen nicht auch Relevanz für ein Krankenhaus?

Menschlichkeit wird in ein Krankenhaus durch Menschen, die die anderen mit Respekt und sich selbst mit Selbstachtung behandeln, hineingebracht. Menschlichkeit zeigt sich in Kleinigkeiten, zeigt sich in den immer neuen Situationen, die im Alltag auftreten. Es mag sentimental klingen, aber es bleibt wohl das Wichtigste, auch in einem Krankenhaus: „Du musst die Menschen lieben." Diesen Titel hat die Ärztin Heike Groos für ihr Buch über ihr Leben als Ärztin gewählt. Du musst die Menschen lieben. Oder wie es Harry Frankfurt sagen würde: „Du musst dich dazu entschließen, starke Sorge zu übernehmen."

Ein Ethikkompass für jede/n!

Ziel einer „Ethik für den Alltag" kann es nicht sein, eine Liste von Regeln zu liefern oder auch nur eine Sammlung von Beispielen anzubieten. Ziel muss es sein, jedem einzelnen Menschen, der etwas mit einem Krankenhaus zu tun hat, die Idee eines je persönlichen Ethikkompasses nahezubringen. Ein „Ethikkompass" ist eine persönliche Vergewisserung über das, was wichtig und was besonders wichtig ist. Ich möchte dazu einige Grundfragen vorschlagen:

1. Was ist das Leitwort, unter das ich meine Arbeit stellen möchte?
Beispiele: Ein biblisches Wort wie: „Was willst du, dass ich dir tue?" nach Mk 10,51; oder eine Kurzformel wie „omnia communia sed non communiter", also: „Alles Gewöhnliche, aber nicht auf gewöhnliche Weise"

2. Was sind die Geschichten, die meine ethische Wahrnehmung prägen?
Beispiel: Die Geschichte der Behindertensportlerin Pascale Noa Berkovitch, die 1984 als 17-Jährige bei einem Zugunglück beide Beine verlor und davon berichtet hat, wie ihr Lebenswillen an einem Augenkontakt hing, den ihr der behandelnde Notarzt nicht gab.

3. Was sind meine Bilder von „Mensch", „Gesundheit", „Krankenhaus"?
Beispiele: der Mensch als zerbrechliches Wesen, wobei alle Menschen letztlich fundamental gleich sind; Gesundheit als Fähigkeit zum guten Leben; das Krankenhaus als ein Ort, der die Lebensgewissheit von Menschen unter widrigen Umständen stärken soll

4. Was sind wichtige „Strukturen der Sorge" und wie nehme ich sie wahr?
Die Selbstsorge (Wie achte ich auf mich?); die Sorge um die Beziehungen zu Kolleg/inn/en, Patient/inn/en und Angehörigen (Wie pflege ich Beziehungen nach Prinzipien von Loyalität, Kollegialität, Konstruktivität?); die Sorge um die eigenen Fähigkeiten (Wie achte ich auf meine Fähigkeiten, wie gehe ich mit Grenzen um?).

5. Was sind die Tugenden und Grundhaltungen, die mir besonders wichtig sind?
Beispiele: die Tugenden des Zuhörens, der guten Entscheidung, der Besonnenheit

6. Was sind ethisch neuralgische Punkte in meinem Alltag und wie gehe ich damit um?
Beispiele: Fragen nach Macht, Vertraulichkeit, Ekel als besondere und wiederkehrende Herausforderungen

7. Was würde ich einem jungen Berufseinsteiger, einer jungen Berufseinsteigerin vermitteln wollen?
Beispiel: Wie würde ich einen Brief an eine junge Krankenschwester/Ärztin schreiben oder auch einen Brief an einen Erstpatienten?

Diese sieben Fragen sind Anregungen für Fragerichtungen, die die Entwicklung eines persönlichen ethischen Kompasses, eines Werkzeugs zur eigenen ethischen Selbstverortung ermöglichen. Die Suche nach einem Leitwort ist die Einladung zu einer klaren Prioritätensetzung; die Einladung zu einem Brief an Anfänger ist eine Einladung, auf das Wesentliche zu schauen, was die eigene Erfahrung gelehrt hat. Die anderen Fragen sind Reflexionsmechanismen, die Implizites explizit machen sollen. Es geht dabei nicht um einen allgemeinen „Ethikkodex", sondern um eine ganz persönliche ethische Vergewisserung, eine Art „Gewissensspiegel", wenn das Wort erlaubt ist – dieses Instrument ist stetem Wandel unterworfen, ermöglicht aber strukturiertes Nachdenken und schafft in einer herausfordernden Situation einen Reflexionsvorsprung, wenn man sich diese Fragen schon einmal gestellt hat; außerdem führt die Entscheidung für Schlüsseltugenden dazu, dass man sich darum besonders bemüht und eine entsprechende Arbeitskultur im Alltag oder ein Alltagsethos aufbaut.

MEIN ETHISCHER KOMPASS

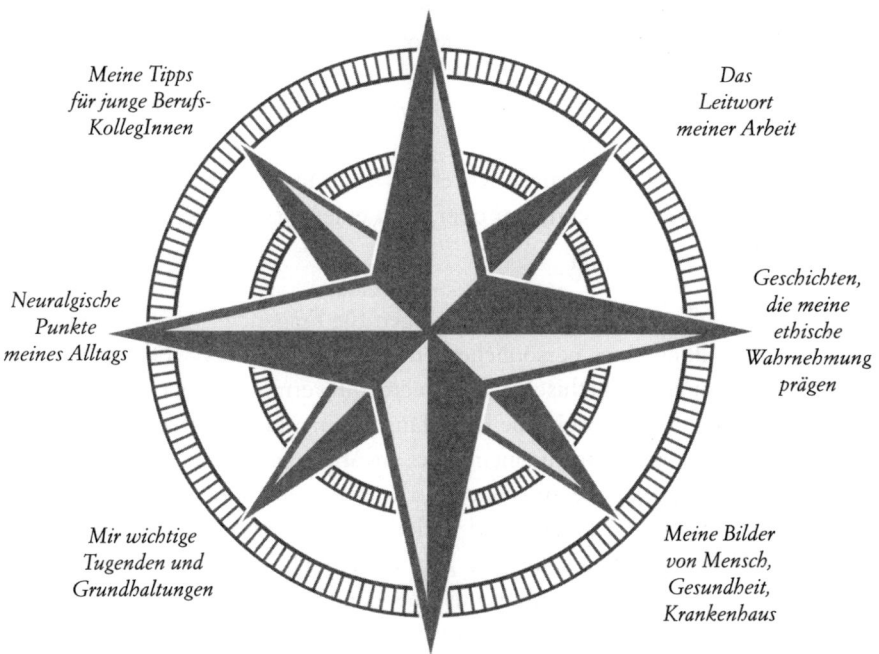

Meine Tipps
für junge Berufs-
KollegInnen

Das
Leitwort
meiner Arbeit

Neuralgische
Punkte
meines Alltags

Geschichten,
die meine
ethische
Wahrnehmung
prägen

Mir wichtige
Tugenden und
Grundhaltungen

Meine Bilder
von Mensch,
Gesundheit,
Krankenhaus

Mir wichtige „Strukturen der Sorge"

Abbildung Kompass: Dirk Schumann/Fotolia

SCHLUSSBEMERKUNG

Ein Krankenhaus ist nicht ein Hotel mit zusätzlicher Geräteausstattung und Infrastruktur, sondern eine Einrichtung mit eigenem moralischem Leben. Ein Krankenhaus hat ein moralisches Gesicht.[221] Mit diesem Verständnis hängen auch Erwartungen der Patient/inn/en und Mitarbeiter/innen zusammen. Menschen erwarten sich in einem Krankenhaus moralische Standards. Und sie sind sehr erleichtert, wenn sie wie Menschen behandelt werden und nicht wie „Fälle". Wie kann ein Krankenhaus „menschenfreundlich" werden? Einmal hat mich ein Geschäftsmann gefragt: „Wie kann ich Werte in mein Unternehmen bringen?" Die Frage klingt ein wenig seltsam, so, als ob Werte von außen, vielleicht sogar noch durch bezahlte professionelle Konsulent/inn/en in einen Betrieb gebracht werden könnten. Die Antwort auf diese Frage wird wohl lauten: „Entweder Sie haben Menschen im Unternehmen, die selbstverständlich und im Alltag und aus ihrer Persönlichkeit heraus Werte leben oder Sie haben keine Werte im Unternehmen." Für ein Krankenhaus bedeutet dies vor allem, dass ethische Sensibilität nicht arbeitsteilig abgewickelt und einfach delegiert werden kann, sondern alle über ethische Grundsensibilität und Grundkompetenz verfügen müssen, weil wir es hier mit einer menschlichen Grundkompetenz zu tun haben.

Werte müssen alltagstauglich und auch krisentauglich sein; sie dürfen nicht zu einem „Terror der Tugend" führen. Man muss vor einer „hysterischen Ethik" warnen, die alles und jedes zu enorm wichtigen ethischen Problemen zu machen bestrebt ist. Der ethische Kompass soll dazu einladen. In manchen Aspekten der Gesundheitswahrnehmung – hier erinnere ich noch einmal an die Idee, Gesundheit nicht als Wert an sich, sondern als Fähigkeit zweiter Ordnung aufzufassen – scheint eine gewisse Entspannung hilfreich. Julie Zeh hat in ihrem Roman „Corpus Delicti" eine Gesellschaft beschrieben, die Gesundheit zu einer Priorität macht und durch paranoide „Big Brother"-Strukturen überwachen lässt. In diesem Roman findet sich auch die Warnung, dass eine Gesellschaft, die vor allem um Gesundheit kreist, neue Formen von Ausgrenzung, aber auch neue Rechtfertigungen von Unterdrückung und Kontrolle einführen kann.[222] So wie man sprichwörtlich die Kirche im Dorf lassen soll, solle man auch ein Krankenhaus im Dorf lassen. Es ist für eine Gesellschaft auf Dauer und im Ganzen gefährlich, sich „Gesundheit" mit Perfektionsversprechen und Maximalansprüchen anzunähern. Entscheidend ist der Blick auf das gute, das ernsthafte, das anspruchsvolle Leben.

Eine Kultur der Gastfreundschaft leben

Die Ernsthaftigkeit eines Krankenhauses zeigt sich vor allem an der Kultur der Gastfreundschaft. Ein Hospital lebt von Hospitalität, von Haltungen und Regeln zeitlich begrenzter, freundlicher Aufnahme. „Gastfreundschaft" bezieht sich auf Sitten und Regeln für die zeitweilige Aufnahme von Fremden in eine bestimmte Gruppe oder in ein bestimmtes Haus. Ebendies geschieht in einem Krankenhaus. Gastfreundschaft ist eingebunden in ein Netz von Verantwortlichkeiten und geprägt von verschiedenen Formen und Stufen der Ritualisierung. Zur gelungenen Gastfreundschaft und Inanspruchnahme von Gastfreundschaft gehören Takt und Feingefühl sowie eine Gesprächskultur. Für Aristoteles ist die Gastfreundschaft als Teil der äußeren Freundschaft zu verstehen und verbunden mit einer Art Übereinkommen: Gastgeber und Gast brauchen eine Vertrauensbasis und müssen einander verlässliche Gegenüber sein. Entscheidend ist neben dem Vertrauen die Anerkennung einer gemeinsamen Conditio. In orientalischen Traditionen ist Gastfreundschaft eine Überlebensfrage; deswegen ist sie auch heilig, weil sich Gastgeber und Gast in wechselseitiger Abhängigkeit wissen und immer wieder die Rollen tauschen. Dies erinnert an die angesprochene Bedeutung der Anerkennung von Verwundbarkeit, die für ein solidarisch geführtes Gesundheitssystem im Allgemeinen und für ein bestimmtes Krankenhaus im Besonderen entscheidend ist. George Steiner hat

eindrucksvoll daran erinnert, dass wir alle auf Gastfreundschaft angewiesen sind:

> „Wir sind alle Gäste des Lebens. Das Sein ist unser Gastge-
> ber. Wir sind vom Leben eingeladen. Niemand hat ein Recht,
> geboren zu sein. Jeder ist Gast im mysterium tremendum des
> Lebens. Schon das Neugeborene, ermahnt Montaigne, ist alt
> genug, um zu sterben. Leben heißt, eine willkürliche Gabe in
> Empfang nehmen. Wie soll sich ein Gast benehmen? Er soll
> das Haus, in welchem er Gast war, etwas sauberer, etwas schö-
> ner, etwas sicherer verlassen, als er es vorfand … Die Menschen
> sind gegenseitig Gäste und Wirte, so wie beide Gäste des Le-
> bens sind … Wie soll sich ein Gast seinem Wirt gegenüber be-
> nehmen? Er soll versuchen, alles, was er kann, über die Ge-
> bräuche, die Überzeugungen, den Glauben des Gastgebers zu
> erlernen, auch, soweit möglich, seine Sprache. Soweit sie nicht
> moralisch ungerecht sind, soll der Gast den Gesetzen seiner
> Gaststätte Gehorsam leisten. Was in seiner eigenen Macht liegt,
> soll der Gast zum Wohlsein, zum kulturellen Besitz, zum Wohl-
> stand seines Wirtes beitragen. Auf der Schwelle, beim Verlas-
> sen – vergessen Sie nie, dass der Name Gottes im bescheidenen
> Gruß ‚Adieu‘ steckt – soll der Dank ein gegenseitiger sein."[223]

In diesen Bemerkungen steckt sehr viel die Ethik hospitaler Gastfreundschaft betreffend. Der Patient ist Gast, soll sich also auch
wie ein Gast benehmen; das Personal ist gewissermaßen Gastgeber,
schuldet dem Gast das heilige Gut der Hospitalität. In der schon erwähnten „Regula Benedicti" ist ausdrücklich von Gastfreundschaft
die Rede. Die Gäste sollen mit angemessener Ehre aufgenommen
werden, man solle ihnen entgegeneilen und ihnen den Frieden anbieten. Dem Gast zuliebe werde auch durch den vorgesehenen Mitbru-
der die Struktur durchbrochen, etwa das Fasten. Dabei sollen aber
das Gedeihen und der Rhythmus des Klosters nicht aufs Spiel gesetzt
werden – aus diesem Grund sollen die Gäste eine eigene Küche haben (Regula Benedicti, 53). Die Aufnahme der Gäste werde einem
dafür geeigneten Bruder anvertraut. Hier ist also klar gesagt: Gäste
haben einen besonderen Status und sollen ehrerbietig und professi-

onell betreut werden. Das Wohl der Institution steht aber über dem einzelnen Gast.

Auch das sind Hinweise, die für ein Krankenhaus fruchtbar gemacht werden können. Die bereits erwähnte Höflichkeit kann hier viel abfangen. Auf die Bedeutung der Höflichkeit für den Umgang mit Fremden hat Harald Weinrich hingewiesen: Es bleibt „meines Erachtens zu erwägen, in die Mitte eines neuen Codes der Zivilität gerade die Figur des Fremden zu stellen, diese menschenfreundliche Verhaltensnorm als vorrangig daran zu messen, wie viel Ehre dem Fremden erwiesen wird, man könnte auch sagen, wie viel positive Höflichkeit gerade seiner Andersheit zuteil wird."[224] Und an anderem Ort:

> „Etwa an der Stelle, wo in früheren Zeiten die Gastfreundschaft ihren Ort hatte und dafür sorgte, dass der Fremdling für eine gewisse Zeit Gegenstand ausgezeichneter Fürsorge war, ungefähr dort ist auch der Platz für besondere Höflichkeit Fremden gegenüber, und zwar nicht nur als negativ-schonende Höflichkeit, weil die Fremden mehr als die Einheimischen orientierungsbedürftig sind, sondern darüber hinaus auch als positiv-entgegenkommende Höflichkeit, die für diese Fremden, da sie Träger einer unbekannten Vorzüglichkeit sein können, besonderes Interesse, ja Neugierde aufbringen."[225]

Mir scheinen diese Bemerkungen auch für die Ethik eines Krankenhauses von großem Gewicht zu sein. Ohne entgegenkommende, ja, neugierige Höflichkeit wird eine Diagnose kaum erfolgen können! Ohne Höflichkeit im Umgang mit Andersartigem wird man einer Patientin nicht gerecht werden können. Ohne Höflichkeit wird man auch die mehrmals angesprochenen kulturellen Unterschiede innerhalb eines Krankenhauses nicht gut bewältigen können.

Gastfreundschaft wird gerade durch den prekären Status des Gastes notwendig, befindet sich doch der Gast außerhalb des eigenen sozialen Raums gewissermaßen im Exil. Wir haben das Motiv des Exils bereits bemüht. Ich will abschließend einen Vers aus dem erwähnten „Brief an die Verbannten" des Propheten Jeremia zitieren:

„Baut Häuser und wohnt darin, pflanzt Gärten und esst ihre Früchte. ... Ihr sollt euch dort vermehren und nicht vermindern. Bemüht euch um das Wohl der Stadt, in die ich euch weggeführt habe." (Jer 29,5–7)

Das Exil (sprich: die Krankheit) soll eine Zeit des Aufbaus und der Ernte und des Wachstums sein, das Wohl der Exilstadt (sprich: das Krankenhaus) soll den Exilierten am Herzen liegen. Das ist, wenn man so will, in einem Satz die Kernidee einer „Ethik des Krankenhauses für Menschen".

Eine kleine Leseliste zum Thema

Tim Benit, Anna Delegra, Ich bin aber auch ein Notfall! Berlin 2013

J. Busch, „Was der Patient sagt ...". Die Reflexion der Krankenpflege in Autobiographien von Patienten. Baunatal 1996

Michel Foucault, Die Geburt der Klinik. Frankfurt/Main [8]2008

Hans Georg Gadamer, Über die Verborgenheit der Gesundheit. Frankfurt/Main 1993

Ulrich Körtner, Ethik im Krankenhaus. Göttingen 2006

Bernard Lown, Die verlorene Kunst des Heilens. Frankfurt/Main 2004

Thomas Meinertz, Herzangelegenheiten. München 2012

Klaus Michael Meyer-Abich: Was bedeutet es, gesund zu sein. München 2010

Alexander Mitscherlich, Kranksein verstehen. Berlin 2010

Thomas Schramme (Hg.), Krankheitstheorien. Berlin 2012

Detlef Schwarz, Schneeflocken im Frühling. St. Ottilien 2008

Clemens Sedmak, Christine Unterrainer, Leid verstehen. Augsburg 2010

Florian Teeg, Von Blutergusss bis Exitus. Aus dem Alltag eines Assistenzarztes. München 2012

David Wagner, Leben. Reinbek bei Hamburg 2013

Anmerkungen

1 M. Schophaus, Im Himmel warten Bäume auf dich. Die Geschichte eines viel zu kurzen Lebens. Zürich ⁴2002, 39.

2 Ebd., 43.

3 Murakami, Untergrundkrieg. Köln 2004, 61.

4 Das Beispiel findet sich bei David Wagner: „Ein Patient, ich kann ihn nicht sehen, höre ihn aber durch die offene Tür, beschwert sich, dass in den Zimmern keine Uhren hängen. Er will beobachten, wie schnell oder wie langsam die Zeit vergeht." (D. Wagner, Leben. Reinbek bei Hamburg 2013, 19).

5 D. Bock, Wissenschaftliche und alternative Medizin. Heidelberg 1993, 116.

6 T. Benit, A. Delegra, Ich bin aber auch ein Notfall! Berlin 2013, 117. „Wieso wird die Spüle nicht repariert? Aber sie wird ja repariert, sogar mehrmals im Monat. Und warum kauft man nicht einfach eine neue? Weil kein Geld da ist. Stattdessen wird Flickschusterei betrieben."

7 T. Benit, A. Delegra, Ich bin aber auch ein Notfall! 14.

8 J. Korczak, Wie man ein Kind lieben soll. Göttingen ⁵1974, 278.

9 W. Weber, Jenseits der Nacht. Erfahrungen im Krankenhaus. Stuttgart 1981, 61 f.

10 „Several patients described how the time ‚dragged', particularly at certain periods of the day or night. Mrs. Port commented: ‚Um … as I said I'm a light sleeper and I usually wake early in the morning, and it seems ages until cup of tea time and then breakfast time'. Often the effect of this seems to be loneliness and depression. At night, time appeared to drag most. Many patients found it difficult to sleep for a variety of reasons and, if they couldn't sleep, they tended to lie awake worrying. Mrs. Pimk described sleep as her saviour and how she became desperate for sleep: ‚Drifting to sleep, you know, I kept thinking, oh God I kept thinking. I wish she'd shut up. I could go, may be, may be I could go to sleep.'" (I. M. Holloway et al., Time in Hospital. In: Journal of Clinical Nursing 7 [1998] 469–466).

11 T. Terzani, Noch eine Runde auf dem Karussell. München 2007, 11.

12 Lowenstein, The Midnight Meal. Yale UP. New Haven 1997.

13 A. Kleinman, What Really matters. New York 2006.

14 R. Anselm, Ethik als theologische Dienstleistung der Diakonie in der Gesell-

schaft. In: M. Schibilsky, R. Zitt (Hgg.), Theologie und Diakonie. Gütersloh 2004, 169–176, hier 173.

15 Vgl. U. Körtner, Ethik im Krankenhaus. Göttingen 2007, 73 ff.

16 W. Weber, zitiert nach J. Busch, „Was der Patient sagt …" Die Reflexion der Krankenpflege in Autobiographien von Patienten. Baunatal 1996.

17 B. und R. Zander, The Art of Possibility. London 2002.

18 Terzani, Noch eine Runde auf dem Karussell, 22. Das Bild, dass ein externer Eindringling einen Körper befällt, kann als Standardmodell gelten. „An external agent comes into contact with an organism, infects it, and the organism falls ill" (D. Leader, D. Corfield, Why Do People Get Ill. London 2007, 5).

19 Vgl. Th. Schramme (Hg.), Krankheitstheorien. Berlin 2012.

20 Th. Meinertz, Herzangelegenheiten. München 2012, 38.

21 A. Heller, Das Alltagsleben. Frankfurt/Main 1978; Hannah Arendt, Vita activa. München ⁹1997.

22 Vgl. D. Schwarz, Schneeflocken im Frühling. St. Ottilien 2008, 139 f.

23 Vgl. Bertelsmann, Bedarf an Patienteninformationen über das Krankenhaus. Gütersloh 2006, 18; Holloway et al, Time in Hospital, 462.

24 Aristoteles, Politik VIII, 3; 1338b2 ff.

25 Weber, zitiert nach Busch, „Was der Patient sagt …", 118.

26 S. Spencer-Wendel, Until I Say Goodbye. London 2013, 24.

27 A. Margalit, Politik der Würde. Berlin 1997, Kap. 6.

28 A. Sam, Die Leiden einer jungen Kassiererin. München 2009.

29 I. Yalof, Life and Death: The Story of a Hospital. New York 1990, 2. Yalofs Kommentar: „It was one of those isolated moments that, even as they happen, you know will be embedded in your memory forever. I am still not sure if it was the look on the little girl's face as she took the money, the unexpected sweetness of the officer, or that there, in the midst of pain and poverty, a stranger helped another stranger." (ebd.).

30 F. Teeg, Von Bluterguss bis Exitus. Aus dem Alltag eines Assistenzarztes. München 2012, 91.

31 X. Hui, J. Kang, G. H. Mills. 2009. Clinical review: The impact of noise on patients' sleep and the effectiveness of noise reduction strategies in intensive care units. Critical Care 13, Nr. 2: 208.

32 Wagner, Leben, 63.

33 Zickgraf 1986, zitiert nach Busch, „Was der Patient sagt …", 78. Oder ein anderes Beispiel, das in dieselbe Richtung geht: „Nach seiner Operation musste ein junger Mann Bettschüssel und Nachtstuhl verwenden. Er war abgeschirmt, da er hinter dem Vorhang am Waschbecken saß, er fand es aber trotzdem unangenehm, da der Geruch die anderen Mitpatienten belästige. Er sei nicht prüde, aber dies seien sehr persönliche Dinge." (I. Bauer, Die Privatsphäre der Patienten. Bern 1996, 96).

34 I. Bischofberger, „Das kann ja heiter werden". Humor und Lachen in der Pflege. Bern 2002, 45.

35 Ebd.

36 R. Picardie, Es wird mir fehlen, das Leben. Reinbek bei Hamburg 2000; S. Spencer-Wendel, Until I Say Goodbye. London 2013.

37 B. Heimerl, Choreographie der Entblößung. *Zeitschrift für Soziologie* 35,5 (2006), 375.

38 H. G. Gadamer, Über die Verborgenheit der Gesundheit. Frankfurt/Main 1993.

39 Ebd., 144.

40 Vgl. B. Waldenfels, Der Kranke als Fremder. In: Ders., Grenzen der Normalisierung. Frankfurt/Main 1998, 116–149.

41 M. Proust, Le Côté de Guermantes I, zitiert nach: J. Grondin, Kleine Phänomenologie der menschlichen Gesundheit. Vortrag bei der Konferenz „Zwischen Philosophie, Medizin und Psychologie" (18.–20. Oktober 2002) an der Universität Halle-Wittenberg.

42 M. Foucault, Die Geburt der Klinik. Frankfurt/Main ⁸2008, 34.

43 Zitiert nach B. Prodinger, T. Stamm, Self-Reflection as a Means for Personal Transformation – An Analysis of Women's Life Stories Living with a Chronic Disease, in: *Forum Qualitative Sozialforschung/Forum Qualitative Social Research,* 11,3 (2010), 8.

44 A. Mitscherlich, Freiheit und Unfreiheit in der Krankheit. Frankfurt/Main 1977, 116 f.

45 Körtner, Ethik im Krankenhaus, 81.

46 „Health is a dynamic state of wellbeing characterized by a physical, mental and social potential, which satisfies the demands of a life commensurate with age, culture, and personal responsibility. If the potential is insufficient to satisfy these demands the state is disease." (Johannes Bircher, Towards a Dynamic Definition of Health and Disease. *Medicine, Health Care and Philosophy* [2005] 8:335–341, 336).

47 Vgl. M. Luy, Warum Frauen länger leben – oder Männer früher sterben? Zu Ursachen und Entwicklung der Geschlechterdifferenz in der Lebenserwartung". *Traditio et Innovatio* 13,1 (2008) 44–46; ders., R. Dinkel, Natur oder Verhalten? Ein Beitrag zur Erklärung der männlichen Übersterblichkeit durch einen Vergleich von Kloster- und Allgemeinbevölkerung". *Zeitschrift für Bevölkerungswissenschaft* 24,2 (1999) 105–132.

48 M. Sandel, What Money Can't Buy. London 2012.

49 M. Mitscherlich, Die Radikalität des Alters. Frankfurt/Main 2010.

50 Cyrill von Jerusalem, Katechese an die Täuflinge XVIII,20.

51 C. Moore et al., Medical errors related to discontinuity of care from an inpatient to an outpatient setting. *Journal of General Internal Medicine* 18,8 (2003) 646–651; vgl. eine Jahrzehnte zurückliegende Publikation mit ähn-

licher Ausrichtung: E. Zerubavel, The temporal organization of continuity: The case of medical and nursing coverage. *Human Organization* 38 (1979) 78–83.

52 „This makes the ... health care system simultaneously more intricate and fragmented, a patchwork of caregiving sewn with bureaucratic thread." (J. Mullis, Medical Malpractice, Social Structure and Social Control. *Sociological Forum* 10,1 [1995] 135–163, 151).

53 „Medical errors are also a result of extreme specialization, as specialists generate more diagnostic hypotheses within their domain than outside, and assign higher probabilities to diagnoses within that domain." (L. La Pietra et al., Medical Errors and Clinical Risk Management. *Acta Otorhinolaryngologica Italiana* 25 (2005) 339–346, 34).

54 „Illness management often has the unfortunate consequence of putting the patient on a conveyor belt, with stops at various destinations to produce little packets of localized knowledge." (Leader, Corfield, Why do people get ill?, 36).

55 A. Mitscherlich, Kranksein verstehen. Berlin 2010, 86.

56 R. Smith, In search of „non-disease". *British Medical Journal* 324 (2002) 883–885.

57 K. Dörner, Die Gesundheitsfalle. München 2003, 41.

58 Vgl. Körtner, Zu wessen Nutzen? Genetik im Dienst von individueller Gesundheit und Public Health. In: M. Fischer/M. Hengstschläger (Hgg.), Genetic Screening. Frankfurt/Main 2009, 59–73, hier 64–67.

59 G. Ramsey, Nurses, Medical Errors, and the Culture of Blame. *Hastings Center Report* 35,2 (2005) 20–21. Jeffrey Mullis weist darauf hin, dass der Übergang von „Gemeinschaft" zu „Gesellschaft" auch mit einer Form von „shifting" von Verantwortung verbunden war, durch einen Übergang, „in which liability shifted towards individuals, ushering in an era of relative standards in the determination of fault and accountability" (Mullis, Medical Malpractice, Social Structure and Social Control, 143).

60 „Group actors may influence legislation on behalf of physicians, provide mechanisms for the early detection and pacification of malpractice grievances, overlook perceived medical mistakes (whistle-blowing is rare), or otherwise insulate physicians from external negative sanctions." (ebd., 145).

61 Vgl. E. D. Pellegrino. Prevention of medical error: Where professional and organizational ethics meet. In: V. A. Sharpe, ed., Accountability: Patient Safety and policy reform. Washington, DC: Georgetown UP 2004, Ch. 5.

62 M. P. Baumgartner, The Moral Order of a Suburb. New York 1988.

63 D. M. Zientek, Medical Error, Malpractice and Complications: A Moral Geography. HEC Forum 22 (2010) 145–157, 146.

64 K. Wittneben. Pflege als Bildungsprozess, Vortrag, gehalten bei der Fachtagung „Pflege bildet", Evangelische Diakonissenanstalt. Stuttgart. 2004, 3.

65 Vgl. C. Speros, Health literacy. Concept Analysis. *Journal of Advanced Nursing* 50,6 (2005) 633–640.

66 Vgl. E. White, Lonely. New York 2010; E. Klinenberg, Going Solo. London 2012.

67 O. O'Neill, A Question of Trust. Cambridge 2002.

68 St. Toulmin, Medical Institutions and their moral Constraints. In: R. E. Bulger, St. J. Reiser, eds., Integrity in Health Care Institutions. Iowa City 1990, 21–32.

69 L. Gough, C. Northcote, Parkinsons Gesetz. Offenbach 2012.

70 „The expressions used for being discharged revealed the way in which time in hospital was viewed: ‚released', ‚given clearance', ‚let out'. These are the same expressions that would describe getting out of prison. Discharge is often designed to fit in with the smooth running of the hospital rather than the convenience of patients." (Holloway, a.a.O., 464; vgl. auch Busch, a. a. O., 187).

71 Terzano, Noch eine Runde auf dem Karussell, 20.

72 Vgl. E. Pellegrino, D. A. Thomasma, Philosophical Basis of Medical Practice. New York 1981.

73 L. Hickman, Fast nackt. Mein abenteuerlicher Versuch, ethisch korrekt zu leben. Zürich 2006.

74 R. Sennett, Zusammenarbeit. München 2012, 34 ff., 103 ff.

75 Teeg, Von Bluterguss bis Exitus, 34.

76 Vgl. Spicker 2001, 79; Orendi 1993, 150 f.; Badura 1994, 48.

77 I. Kadare, Der Palast der Träume. Frankfurt/Main 2005; Joachim Röhm, der die Übersetzung der deutschen Ausgabe besorgt hat, zitiert in seinem Nachwort eine Passage aus Kadares Buch „Einladung ins Studio". Hierin beschreibt der Autor das Projekt, das er im „Palast der Träume" zu realisieren gesucht hatte: „Mich hat es schon lange gereizt, einen Plan der Hölle zu entwerfen … Als ich dann am Palast der Träume oder, genauer, an seinen mittleren Kapiteln arbeitete, merkte ich plötzlich, dass ich dabei war, mir meinen alten Traum zu erfüllen; in der gesamten Struktur meines Romans wurde, sozusagen als zweite Ebene, die Hölle erkennbar." (KP 221 f.).

78 Kadare, Der Palast der Träume, 222 (Zitat aus Kadares „Besuch im Studio" im Nachwort von Joachim Röhm).

79 Foucault, Die Geburt der Klinik, 58.

80 Weber, a.a.O., 16 f.

81 Busch, a.a.O., 188.

82 Sandkorn, zitiert nach Busch, a.a.O., 128.

83 Vgl. H. Faller, H. Lang, Medizinische Psychologie und Soziologie. Heidelberg 2010, 227–228.

84 J. Woogara, Patients' rights to privacy and dignity in the NHS. *Nursing standard* 19, 18 (1995), 33–37; J. Woogara, Patients' privacy of the person and human rights. Nursing ethics 12,3 (1995) 273–287.

85 Vielleicht gibt es die Möglichkeit, das Problem systematischer und professioneller anzugehen und nicht bloß mit Ad-hoc-Lösungen: „Privacy is very important and I don't feel I get it here. There needs to be something more than just shutting the curtains around your bed as all the ward can still hear." (C. H. Douglas, M. R. Douglas, Patient-friendly hospital environments: exploring the patients' perspective. *Health Expectations* 7,1 [2004] 61–73).

86 Vgl. C. H. Douglas, M. R. Douglas, Patient-centred improvements in healthcare built environments: perspectives and design indicators. *Health Expectations* 8,3 (2005) 264–276. Dabei kann zwischen „Privatsphäre" und „Intimsphäre" unterschieden werden: „Unter der Intimsphäre ist der Bereich einer Person zu verstehen, der die innersten und persönlichsten Gedanken und Gefühle umfasst und der grundsätzlich dem Einblick von fremden Menschen entzogen wird oder zumindest nur einem auserwählten Kreis von vertrauten Personen zugänglich gemacht wird. [...] Während Menschen unter Umständen noch den Einblick in ihre Privatsphäre gewähren beziehungsweise den Einblick als nicht so gravierend empfinden, versuchen sie den Einblick in die Intimsphäre grundsätzlich zu vermeiden." (G. Michelchen Gunnar, Intimität in der Altenpflege. Tabus in Pflegeeinrichtungen überwinden. Unterschleißheim/München 2008, 18).

87 Bauer, Die Privatsphäre der Patienten; vgl. dazu H. Malcolm, Does privacy matter? Former patients discuss their perceptions of privacy in shared hospital rooms. *Nursing ethics* 12,2 (2005) 156–166; S. Woodward, Patient dignity and privacy: same-sex accommodation. *Bulletin of The Royal College of Surgeons of England* 92,1 (2010) 16–17.

88 Douglas/Douglas 2004, 71.

89 Vgl. Bertelsmann, a. a. O., 18. Vor diesem Hintergrund ist es nicht verwunderlich, dass Patient/inn/en in Befragungen häufig den Wunsch äußern, dass ihre Privatsphäre im Krankenhausalltag gewahrt und respektiert werden soll. Das kann sich beispielsweise auf den Platz beziehen, der zwischen den beziehungsweise um die Betten besteht, die Art und Weise, wie die Betten angeordnet sind, die Vorhänge beziehungsweise Raumtrenner, die zum Einsatz kommen, und die Lärmbelastung, die vor allem in der Nacht unerträglich sein kann (Douglas/Douglas 2004, 65). Die Studie von Lesley Baillie (L. Baillie, Patient dignity in an acute hospital setting: a case study. *International journal of nursing studies* 46,1 [2009] 23–36) zeigt deutlich, dass die Verletzung der Privatsphäre von den Patient/inn/en als entwürdigend betrachtet wird, auch wenn die meisten Patient/inn/en mit einer Einschränkung ihrer Privatsphäre rechnen und diese akzeptieren.

90 Vgl. C. Lemonidou et al., A comparison of surgical patients' and nurses' perceptions of patients' autonomy, privacy and informed consent in nursing interventions. *Clinical Effectiveness in Nursing* 7,2 (2003) 73–83: „Present study suggested that there were statistical differences between viewpoints

of nurses and their patients in medical-surgical wards regarding respect to patients' autonomy during nursing care. While nurses believed that they respected sufficient to their patients' autonomy regarding giving information and decision making dimensions, patients believed that nursing staff did not respect their autonomy in giving information and decision making." (G. Rahmani et al., Respecting to patients' autonomy in viewpoint of nurses and patients in medical-surgical wards. *Iranian journal of nursing and midwifery research* 15,1 [2010], 14–19, hier 18).

91 Teeg, Von Bluterguss bis Exitus, 60.
92 J. Siegrist, Medizinische Soziologie. München ⁶2005, 252.
93 L. Wehner, Th. Brinek, M. Herdlitzka, Kreatives Konfliktmanagement im Gesundheits- und Krankenpflegebereich: gesunde ZwischenMenschlichkeit. Wien/New York 2010.
94 F. Lelord, C. André, Der ganz normale Wahnsinn. Vom Umgang mit schwierigen Menschen. Berlin 2001.
95 Die Zitate aus den Briefen des Ignatius sind dem ersten Band der deutschen Werkausgabe entnommen; herausgegeben und übersetzt von Peter Knauer. Würzburg 1993.
96 Bernard Lown, Die verlorene Kunst des Heilens. Frankfurt/Main 2004, Kap. 1, 2, 5, 6, 19.
97 Leader/Corfield, Why Do People Get Ill, 33.
98 Ebd.
99 Ebd., 34. Alexander Mitscherlich kommentiert diese Dynamik der „Entsolidarisierung" zwischen Patientin und Ärztin im Versuch, Krankheit zu verstehen: „Die Solidarität in der Suche nach dem Sinn der Krankheit ist einer Erforschung ihrer materiellen Zusammenhänge gewichen, in der der Arzt mehr weiß als der Kranke." (Mitscherlich, Kranksein verstehen, 98).
100 Lown, Die verlorene Kunst des Heilens, 106.
101 P. P. Kutscher, H. Seßler, Kommunikation – Erfolgsfaktor in der Medizin: Teamführung, Patientengespräch, Networking & Selbstmarketing. Berlin 2007, 94.
102 P. Kuntner, Spuren eines jungen Lebens. Bozen o. J., 9 u. 15.
103 J. Briggs, Never in Anger. Portrait of an Eskimo Familiy. Cambridge, MA 1970.
104 R. Schwartz, Doctor as Story-Listener and Storyteller. *Canadian Family Physician* 53,8 (2007) 1288–1289.
105 Teeg, Von Bluterguss bis Exitus, 75.
106 Faller und Lang, Medizinische Psychologie und Soziologie, 215.
107 „You have to know how to handle people. I always try to treat them with respect, so I very rarely have trouble." (I. Yalof, Life and Death. The Story of a Hospital, 15).
108 K. M. Meyer-Abich, Was bedeutet es, gesund zu sein. München 2010, 80.

109 Hierin kann freilich auch eine Versuchung liegen: Im Kontext medizinischer Arbeit stehen wir hier vor der Herausforderung, dass Fehler nicht sofort als systemische Faktoren abstrahiert werden. „Es ist ein Unterschied, ob die ‚Fehlerperson' die Konsequenzen ihres Tuns am eigenen Körper erfährt oder ob jemand anderes davon betroffen ist und diese das Ereignis zum Fehler erklärt. Fehlerperson und Fehler diagnostizierende Instanz sind je nach Ereignis ein und dieselbe oder aber unterschiedliche Instanzen … Erarbeitet sich die Fehlerperson die Diagnose in einer prozesshaften Auseinandersetzung, sprechen wir gern von Einsicht oder sogar von Reue. Solche Ergebnisse kommen via Selbstreflexion und/oder Empathie mit Blick auf diejenigen zustande, denen durch den Fehler Schaden und Leiden zugekommen sind." (Maria B. Spychiger, Fehler als Erfahrung. Zur Rolle von Koordination und Diskoordination in bewussten Prozessen. In: Otto Neumaier (Hg.), Was aus Fehlern zu lernen ist in Alltag, Wissenschaft und Kunst. Münster 2010, 30–54, hier 35).

110 Zientek, Medical Error, Malpractice and Complications, 150.

111 S. H. Woolf et al., A string of mistakes: the cascade analysis in describing, counting, and preventing medical errors. *Annals of Family Medicine* 2 (2004) 317–326.

112 J. A. Brennan et al., Hospital characteristics associated with adverse events and substandard care. *Journal of the American Medical Association* 265,24 (1991) 3265–3269.

113 Faller und Lang, Medizinische Psychologie und Soziologie, 217.

114 Ethische Forderungen nach Transparenz sind also auch aus rechtlichen und ökonomischen Rücksichten klug: „While some patients will doubtless file suit after being informed of an error, there is little evidence that they are more likely to sue when an error is disclosed. In fact, if they suspect an error is being concealed they may be more likely to pursue legal action, less willing to accept a settlement, and juries more likely to return punitive damages." (Zientek, Medical Error, Malpractice and Complications, 150). Ehrlicherweise muss man aber hinzufügen, dass juristische Empfehlungen im Umgang mit Fehlern angesichts des Rechtssystems hier auch anders aussehen könnten. „A key recommendation of the various global policies on medical error disclosure is to apologize to the patient, thus soothing anger and lessening suspicion. But doctors and others, though possibly willing to accept responsibility and express regret, may be reluctant to pursue this course if it amounts to admission of guilt or legal liability." (J. Kalra et al., Disclosure of medical error: policies and practice. *Journal of the Royal Society of Medicine* 98,7 [2005] 307–309, hier 308).

115 Vgl. J. T. Reason, Managing the Risk of Organizational Accidents. Burlington, Vermont 1997. Es ist auch eine Frage des „reporting system", inwieweit eine solche Kultur aufgebaut werden kann (vgl. J. Garbutt et al., Reporting

and Disclosing Medical Errors. *Archives of Pediatrics and Adolescent Medicine* 161 [2007] 179–185).

116 Vgl. Mullis, a. a. O., 142.

117 M. Ottewill, C. Vaughan, Being open with patients about medical error: challenges in practice. *Clinical Ethics* 5 (2010) 159/163, 160. Dazu kommt, dass es institutionalisierte Interessen gibt, einen offenen Umgang mit Fehlern zu bremsen. Aus diesen Gründen – institutionelle Hemmungen und Schwierigkeiten in der Umsetzung auf Mikroebene – kann zwischen dem Bekenntnis zu einem redlichen Umgang mit Fehlern und der tatsächlichen Praxis eine Kluft auftreten (vgl. T. H. Gallagher et al., Disclosing harmful medical errors to patients. *Chest* 136 [2009] 897–903).

118 Europäische Kommission, Medical Errors. Special Eurobarometer 241. Brüssel 2006, 12.

119 Mullis, a. a. O., 147.

120 N. Berlinger, After harm: Medical error and the ethics of forgiveness. Baltimore, MD: The Johns Hopkins UP 2005: vgl. R. Roberts, The art of apology: when and how to seek forgiveness. *Family practice management* 14,7 (2007) 44–49.

121 S. Buetow, G. Elwyn, Are Patients morally responsible for their errors? *Journal of Medical Ethics* 32 (2006) 260–262.

122 „Should the relationship continue, the patient will expect, and deserve, extra-attentive care in order to validate the essence of an apology (‚I am sorry for what I did, and I will do my best to avoid future mistakes.‘). Giving the patient special attention is also the right thing to do; when someone has been injured by another's error, there is a duty to prevent further harm from happening. An apology puts the health care professional in the unfamiliar and vulnerable position of being dependent on the patient for something that only the patient can provide: forgiveness. Thus, it represents a shift in power and a kind of role reversal. A sincere apology cannot heal all wounds – it will not immunize the professional against litigation or other retribution. It is, however, the right thing to do and is considered an ethical duty for the professional. For the patient, it begins the healing. For the professional, it allows forgiveness.“ (R. G. Roberts, The art of apology: when and how to seek forgiveness. *Family practice management* 14,7 [2007] 44–49, hier 49).

123 Vgl. www.happynessatworkindex.co.uk (Zugriff 12. Februar 2013).

124 Vgl. Siegrist, Medizinische Soziologie, 252; V. Haselhoff, Patientenvertrauen in Krankenhäuser – eine qualitative Analyse zur Bedeutung, Bildung und unterschiedlichen Vertrauensebenen. Wiesbaden 2010, 47 ff.

125 J. Zwack et al., Zeitdruck im Krankenhaus, in: *Arzt und Krankenhaus* 3 (2009) 68–75, hier 69. Ökonomisierungsbestrebungen führten zu Rationalisierungs- und Umstrukturierungsprozessen (wie Stationszusammenlegungen, Bettenabbau, Personalabbau, Standardisierung von Abläufen und Fi-

nanzierungsmodellen etc.), die die Arbeitsbelastungen verschärften. Sowohl in Österreich (1997) als auch in Deutschland (2003) wurde die Finanzierung der Krankenhäuser auf diagnosebezogene Fallpauschalensysteme (DRG; Diagnosis Related Groups) umgestellt, die eine einheitliche Bezahlung von im Behandlungsaufwand vergleichbaren Diagnosen festlegen und die tatsächliche Verweildauer geringer gewichten. Für die Krankenhausträger stehen nun eine möglichst effiziente (und wenn möglich ambulante) Behandlung und die Entlassungsfähigkeit des Patienten im Vordergrund, was „[...] im stationären Bereich zu einer Arbeitsverdichtung durch intensiver behandlungs- und pflegebedürftige Patienten [führte], mit einem relativ erhöhten Aufwand für die Patientenaufnahmen und -entlassungen, einem relativ vermehrten Einsatz von Medizintechnik in Diagnostik und Therapie sowie einem erhöhten Aufwand an die medizinische Dokumentation." (S. Bartholomeyczik et al., Arbeitsbedingungen im Krankenhaus. Dortmund: Bundesanstalt für Arbeitsschutz und Arbeitsmedizin 2008, 8).

126 *Die Zeit* Nr. 39 (20. September 2012), 32 f.

127 M. Angell, The Doctor as Double Agent. *Kennedy Institute of Ethics Journal* 3,3 (1993) 279–286.

128 Die (subjektiv wahrgenommene) Atmosphäre macht einen großen Unterschied: „Thus, again, environment is not something that is viewed or perceived in isolation by the patient but as part of an overall ‚package'. However, they can identify specific factors which they perceive as being important in contributing to their experience, as in this case having the TV close by them, and being able to walk around within the setting of a relaxed regime on the ward. Thus, attitudes and perceptions to the built environment were influenced to a large extent by the general ‚atmosphere'." (Douglas/Douglas 2004, 66).

129 L. Holm, L. Fitzmaurice, Emergency department waiting room stress: can music or aromatherapy improve anxiety scores? *Pediatric emergency care* 24, 12 (2008) 836–838.

130 G. Grumet, Pandemonium in the modern hospital. *The New England Journal of Medicine* 328 (1993) 333–337.

131 Douglas/Douglas 2005, 272 ff.

132 Holloway 1998, 461.

133 Holloway 1998, 461, vgl. auch Bertelsmann 2006, 19.

134 Wagner, Leben, 108.

135 Vgl. Bertelsmann 2006, 20. Bemerkenswert ist aber, dass Patient/inn/en die Zeit des Krankenhauspersonals als wertvoller/kostbarer wahrnehmen als die eigene und sie nicht ohne triftige Gründe beanspruchen beziehungsweise „verschwenden" wollen, zumal sie wahrnehmen, wie viel Ärzte und Pfleger zu tun haben. Aus der Sicht einer Patientin: „But I mean the nurses are run ragged aren't they? I mean they were. They were all over the place, I mean

they were working like little beavers the whole time [...] If you're sort of waiting perhaps you know for the commode or whatever, you know, they're rushed off their feet, you tend to wait don't you. You sort of think, oh, you know, they are rushed, leave it for a little while." (Holloway 1998, 463 f.).

136 Vgl. Zwack et al. 2009, Bartholomeyczik et al. 2008; T. Schmid et al., Arbeitsbedingungen und Arbeitsbelastungen in den Gesundheitsberufen in Wien und Niederösterreich und bei angestellten ÄrztInnen in NÖ, Band 1. Wien 2011; U. Papouschek, Umstrukturierungen im Krankenhaus und ihre Auswirkungen auf die Arbeitsbedingungen. FORBA-Forschungsbericht 5/2011.

137 Pflegekraft, zitiert nach Zwack et al. 2009, 69.

138 Zitiert nach ebd., 70.

139 Die diesbezüglichen Zahlen sind alarmierend. Laut einer aktuellen Studie im Auftrag der Österreichischen Ärztekammer befinden sich z. B. knapp 54 Prozent der befragten Ärzte in unterschiedlichen Phasen des Burn-outs. (R. Mayrhofer, Ergebnisse der Burn-out-Studie, in: *Österreichische Ärztezeitung* 8, 2011).

140 Zwack et al. 2009, 71.

141 Eine Stationssekretärin, zitiert nach Zwack et al. 2009, 70.

142 Zitiert nach Schmid et al. 2011, 19.

143 A. Margalit, Über Kompromisse und faule Kompromisse. Berlin 2011.

144 Bertelsmann 2006, Douglas/Douglas 2005 sowie Douglas/Douglas 2004. Auch die Architektur eines Krankenhauses sendet Botschaften aus und schafft Rahmenbedingungen.

145 Vgl. Douglas/Douglas 2004, 69.

146 Busch 1996, 185.

147 Weber, zitiert nach Busch 1996, 117.

148 Busch 1996, 186.

149 Menninger, zitiert nach Busch 1996, 160.

150 „Forty four men and 36 women, median 64 years, who had been in hospital for a median of 4,5 days (range 1 to 53 days) participated in the survey. Seventy per cent of patients in shared and 40 per cent of patients in single rooms said they would prefer shared accommodation during a future hospital admission. Those expressing a preference for shared accommodation were older (median age 68 versus 58 years) and had been in hospital for longer (median 5,5 versus 3,5 days) than those who said they would prefer a single room." (L. Florey et al., Patient preferences for single rooms or shared accommodation in a district general hospital. *Scottish medical journal* 54,2 (2009) 5–8.

151 „Encounters during ward rounds in single rooms significantly took up more time than encounters in four-bedded rooms. The patients asked more questions and made more remarks in single rooms compared to four-bedded

rooms. Empathic reactions of the physician were scored significantly more often in single rooms than in four-bedded rooms. No differences were observed concerning the extent to which intimate subjects were brought up." (I. van de Glind et al., Physician-patient communication in single-bedded versus four-bedded hospital rooms. *Patient education and counseling* 73,2 [2008] 215–219).

152 Busch 1996, 186.

153 R. Ulrich, View through a window may influence recovery from surgery. *Science* 224 (1984) 420–421; ders., Effetcs of gardens on health outcomes. *Journal of Health Care Design* 3 (2991) 97–109: ders., Effects of healthcare environmental design on medical outcomes. In: A. Dilani, ed., Design and Health. Proceedings of the Second International Conference on Health and Design. Stockholm 2001, 49–59.

154 C. J. Maller et al., Re-discovering Nature in Everyday Settings: Or How to Create Healthy Environments and Healthy People, EcoHealth (published online 09 March 2010); C. J. Maller, Promoting Children's Mental Health through Contact with Nature: A Model. *Health Education* 109, 6 (2009) 522–543; A. Pryor et al., Healthy Nature, Healthy People: „Contact with Nature" as a Health Promotion Intervention for Targeted Individuals, Communities and Populations, *Health Promotion Journal of Australia,* 17,2 (2006) 114–123; C. J. Maller, M. Townsend, Children's Mental Health & Wellbeing and Hands-on Contact with Nature: Perceptions of Principals and Teachers. *International Journal of Learning* 12,4 (2006) 357–373; vgl. dazu auch P. B. Harris et al., A Place to Heal: Environmental Sources of Satisfaction Among Hospital Patients 1. *Journal of Applied Social Psychology* 32,6 (2002) 1276–1299.

155 Anna Delegra wird deutlich. Als sie einen jungen Arzt kennenlernt: „Ich denke mir: Wow, ein hübsches Exemplar, der Herr Doktor! Was für ein Knackarsch in dieser weißen Hose. Der kann mich auch mal näher untersuchen." (Benit, Delegra, Ich bin aber auch ein Notfall!, 23) – oder: „Ob Dr. Frederick heute wohl Dienst hat? Hoffentlich, denn der attraktive Unfallchirug ist mein einziger Lichtblick." (ebd., 28).

156 Teeg, Von Bluterguss bis Exitus, 201.

157 Ebd, 207.

158 S. Walther, Erstgespräche zwischen Pflegepersonal und Patienten im Krankenhausalltag. Radolfzell 2005.

159 „I have often wished that disease could be hunted by its professional antagonists in couples – a doctor and a doctor's quick-witted wife. Many a suicide would have been prevented if the doctor's wife had visited the victim the day before it happened. She would have seen in the merchant's face his impending bankruptcy, while her stupid husband was prescribing for his dyspepsia and endorsing his note. She would recognize the love-lorn maiden by an ill-

adjusted ribbon ... a droop on the attitude – a tone in the voice – which mean nothing to him." (zitiert nach Leader/Corfield, Why Do People Get Ill, 47).

160 T. W. Adorno, Erziehung nach Auschwitz, 106

161 Vgl. C. A. Vincent, Research into medical accidents. *British Medical Journal* 299, 6708 (1999) 1150–1153.

162 H. Bacht (Hg.), Pachomius, Klosterregeln. St. Ottilien ²2010.

163 U. Eco, C. Martini, Woran glaubt, wer nicht glaubt? München 1999. Ecos einschlägiger Brief zur Moralbegründung ist der letzte in dieser Sammlung.

164 H.-M. Füssel, Vulnerability: A generally applicable conceptual framework for climate change research. *Global Environmental Change* 17 (2007) 155–167, hier 155.

165 Dieser Zugang wird klar dargestellt in F. Delor. M. Hubert, Revisiting the concept of „vulnerability". *Social Science and Medicine* 50 (2000) 1557–1570.

166 Mitscherlich, Kranksein verstehen, 81.

167 Meinertz, Herzangelegenheiten, 28; die Zeiten der Patient/inn/en, die alles fraglos hinnehmen, scheinen vorbei – vgl. dazu Ch. Williamson, Towards the Emancipation of Patients. Patient's Experiences and the Patient Movement. Bristol 2010.

168 Vgl. dazu D. Roter, J. A. Hall, Doctors talking with patients/patients talking with doctors: improving communication in medical visits. Westport, CT 2006, 4 ff.; vgl. auch Haselhoff 2010, 51 f.

169 Obwohl zunehmend anerkannt wird, dass auch die Patient/inn/en-Perspektive wertvolle und gesundheitsrelevante Informationen bereitstellen kann (etwa Roter/Hall 2006, 9 f.), wird sie de facto nach wie vor oft nur gering einbezogen (vgl. D. Ose, Patientenorientierung im Krankenhaus. Welchen Beitrag kann ein Patienteninformations-Zentrum leisten? Wiesbaden 2011, 58, Siegrist 2005, 255 f.). Grund dafür könnten neben zeitlichen Beschränkungen vor allem auch ärztliches Kommunikationsverhalten und Selbstverständnis sein (D. Klemperer, M. Rosenwirth, Shared Decision Making: Konzept, Voraussetzungen und politische Implikationen. Gütersloh: Bertelsmann Stiftung 2005, 5).

170 Siehe Siegrist 2005, 256. Diese Art der Interaktion hat auch zur Folge, dass wesentliche Informationen über Krankheit, Therapiemöglichkeiten und die Gesamtsituation für manche Patient/inn/en verschlossen bleiben, obwohl sie durchaus daran interessiert wären (Siegrist 2005, 254, Ose 2011, 58 f.).

171 Vgl. zu verschiedenen Modellen der Entscheidungsfindung etwa Klemperer/Rosenwirth 2005, Haselhoff 2010, 39–43, und Siegrist 2005, 263 f.)

172 Vgl. L. J. Morrison, To Recognize the Person. Learning from Narratives from Psychiatric Treatment. *Narrative Inquiry in Bioethics.* 1,1 (2011) 35–41. Klaus Meyer-Abich weist darauf hin, dass die Krankheit dem Kranken nicht „weggenommen" werden solle, das ist auch eine „ownership"-Frage (Meyer-Abich, Was bedeutet es, gesund zu sein, 551).

173 E. Matolycz, Kommunikation in der Pflege. Wien/New York 2009, 172.

174 Vgl. etwa die Fallbeispiele in Matolycz 2009, 13 f. und 168.

175 In diesem Zusammenhang ist auch darauf hinzuweisen, dass es aus ethischer Sicht erforderlich ist, dass Pflegende sich mit ihren eigenen Wertvorstellungen kritisch auseinandersetzen (vgl. D. Fölsch, Ethik in der Pflegepraxis. Wien 2008, 93) und sich bewusst machen, dass sich das Lebenskonzept der Patientin vom eigenen unterscheiden kann.

176 Siegrist 2005, 251.

177 Bertelsmann 2006, 21.

178 E. Goffman, Asyle. Über die soziale Situation psychiatrischer Patienten und anderer Insassen. Frankfurt/Main 1972.

179 Wagner, Leben, 143.

180 Vgl. D. Kahn, R. Steeves, An Understanding of Suffering Ground in Clinical Practice and Research. In: B. Rolling Ferrell, ed., Suffering. London 1996, 3–28.

181 Vgl. W. L. Holladay, Enigmatic Bible Passages: God Writes a Rude Letter (Jeremiah 29:1–23). *The Biblical Archaeologist* 46,3 (1983) 145–146; G. Fischer, Jeremia 26–52. Freiburg/Br. 2005.

182 Vgl. Busch 1996, 191.

183 S. Weingart et al., Patient-reported service quality on a medicine unit. *International Journal for Quality in Health Care* 18,2 (2006) 95–101.

184 S. Sofaer et al., What do consumer want to know about the quality of care in hospital? *Health Research and Educational Trust,* (2005), 2018–2036, hier 2027.

185 Vgl. Holloway 1998, 464.

186 Haselhoff 2010, 28 f.

187 Alone, when I felt like crying I cried, and I never felt more like it that when I removed from the envelope the series of pictures of his brain – and not because I could readily identify the tumor invading the brain but simply because it was his brain, my father's brain, what prompted him to think the blunt way he spoke, reason the emotional way he reasoned, decide the impulsive way he decided." (Ph. Roth, Patrimony. London 1999, 16).

188 Damit soll gesagt sein, dass die Beziehung zwischen Ärztin und Patientin, die aus vielen Gründen eine asymmetrische ist (vgl. Siegrist 2005, 250–272, Haselhoff 2010, 28–31 und 50–56, M. Morgan, The Doctor-Patient-Relationship. In: G. Scambler, ed., Sociology as Applied to Medicine. Edinborough/London 2003, 49–65), nicht naiv in eine symmetrische Beziehung verwandelt werden sollte. Ärzt/inn/en verfügen zumindest über „Wissensmacht", Definitionsmacht" und „Steuerungsmacht", was dieses Gefälle von den Rahmenbedingungen her verschärft. Damit ein echtes Gespräch zustande kommt, in das sich die Ärztin mit ihrer Expertise und Macht einbringt, bedarf es ehrlicher Mühen und oftmals regelrechter Anstrengungen.

189 Vgl. E. Schei, Doctoring as Leadership. *Perspectives in Biological Medicine* 49,3 (2006) 393–406.

190 Immer wieder wird das Verantwortungsprinzip in die Medizinethik eingebracht und vorgeschlagen, einen stärkeren Zusammenhang zwischen Lebensstilwahl und auch individuellen Gesundheitskosten herzustellen. Hier scheint Vorsicht geboten, weil „Autonomie" sehr viel an sozialer Vorbereitung und durchaus auch „moralischem Glück" („moral luck") erfordert. Wir könnten aber zwischen diachronen und synchronen Patient/ inn/en-Pflichten unterscheiden – ich würde mich jedenfalls für synchrone Pflichten aussprechen, was Eli Feiring vorgeschlagen hat: „The obese patient suffering from x should be asked to sign a contract of frequent medical follow-ups to help her lose weight (in the same token as smokers with chronic obstructive lung disease should be asked to get medical advice on how to quit smoking and alcohol abusers with liver disease on how to stop drinking). If the patient refuses, then she cannot reasonably complain to be given lower priority on the waiting list. The point is not, then, to assess whether or not it would have been obtainable for one in the patient's circumstances to make a greater effort to get a healthy lifestyle in the past … rather, the point is that when resources are limited we owe each other to do what we can to make medical treatment efficacious." (E. Feiring, Lifestyle, responsibility and justice. *Journal of Medical Ethics* 34 [2008] 33–36, hier 35).

191 Vgl. Kothgasser/Sedmak, Jedem Abschied wohnt ein Zauber inne. Innsbruck 2012.

192 Teeg, Von Bluterguss bis Exitus, 34.

193 O. James, Affluenza. London 2007; R. Laylard, Die glückliche Gesellschaft. Frankfurt/Main ²2009, 54 ff.

194 T. Benit, A. Delegra, Ich bin aber auch ein Notfall!, 88.

195 I. Spicker, Professionalisierung der Pflege. Die Sicht von Pflegenden in der Praxis. Diplomarbeit an der Human- und Sozialwissenschaftlichen Fakultät der Universität Wien 2001, 80, sowie B. Orendi, Veränderung der Arbeitssituation im Krankenhaus: Systemisch denken und handeln. In: B. Badura et al., (Hg.) System Krankenhaus. Arbeit, Technik und Patientenorientierung. Weinheim 1993. 137–160, hier 150 f.

196 D. Ose, Patientenorientierung im Krankenhaus. Welchen Beitrag kann ein Patienteninformations-Zentrum leisten? Wiesbaden 2011, 58.

197 R. Grahmann, A. Gutwetter, Konflikte im Krankenhaus. Bern 1996, 24 f.

198 H. Buxel, Studie: Wie Pflegende am Arbeitsplatz zufriedener werden. *Die Schwester, Der Pfleger,* 50. Jahrg., 05/11; B. Hibbeler, Ärzte und Pflegekräfte – ein chronischer Konflikt? *Deutsches Ärzteblatt* 108, 41 (2011).

199 Pflegekraft, zitiert nach Zwack et al. 2009, 71.

200 Schophaus, Im Himmel warten Bäume auf dich, 49.

201 C. Argrys, Teaching Smart People How To Learn. (Harvard Business Review Classics). Boston, Mass 2008.

202 The Arbinger Institute, Leadership and Self Deception. London 2007.

203 Teeg, Von Bluterguss bis Exitus, 226.

204 Roter/Hall 2006, 57, H. Waitzkin, Howard, Information-giving in medical care. *Journal of Health and Social Behavior,* 26 (1985), 81–101.

205 Notfallambulanz-Krankenpfleger Tim Benit berichtet von einer Begegnung, die zu einer sozialen Herausforderung wurde – ein junger Mann, der einen ekelhaften Geruch ausströmt, Läuse hat, Kleidung, an der sich der Schmutz vergangener Zeit eingenistet hat. „Ich habe Mitleid mit dem jungen Mann. Unter seinen langen Fingernägeln befindet sich Schmutz … der stechende Schweißgeruch bringt meinen Magen erneut in Wallung. Seine Zähne sind von Karies total zerfressen" (Benit, Delegra, Ich bin aber auch ein Notfall!, 97) – unter dem verdreckten Verband am Unterschenkel finden sich Fliegen. Tim Benit bemüht sich um die angemessene innere Haltung: „Während ich meiner Arbeit nachgehe, mache ich mir so allerhand Gedanken. Es wird seine Gründe haben, warum der junge Mann in diese missliche Lage geraten ist. Ich trete jedem Patienten vorurteilslos gegenüber." (ebd., 98).

206 R. Clark-Hitt et al., Doctors' and Nurses' Explanations for Racial Disparities in Medical Treatment. *Journal of Health Care for the Poor and Underserved* 21,1 (2010) 386–400; J. M Hoberman, Medical Racism and the Rhetoric of Exculpation. *New Literary History* 38,3 (2007) 505–525.

207 S. Barton, Living with Jonathan. London 2012, 102.

208 Meinertz, Herzangelegenheiten, 91.

209 Ebd., 97.

210 Ebd., 107.

211 Hammarskjöld, Zeichen am Weg. München 2005, 108.

212 Ebd., 117

213 Vgl. W. Rogers, A. Ballantyne, Gender and Trust in Medicine. *International Journal of Feminist Approaches* 1,1 (2008).

214 Meinertz, Herzangelegenheiten, 108.

215 Schnell, Die Unfasslichkeit der Gesundheit. *Pflege & Wissenschaft* 11,4 (2006) 344–350, hier 346.

216 Schophaus, Im Himmel warten Bäume auf dich, 133.

217 Vgl. C. K. L. Phoon, Must Doctors Still Examine Patients? *Perspectives in Biology and Medicine* 43,4 (2000) 548–561.

218 Wagner, Leben, 48.

219 „Caring about something makes us susceptible to certain additional gratifications and disappointments. It is primarily because it serves to connect us actively to our lives." (H. Frankfurt, The Importance of What We Care About. Cambridge [14]2007, 93).

220 J. Korczak, Wie man ein Kind lieben soll. Göttingen [5]1974.

221 R. T. De George, The Moral Responsibility of the Hospital. *Journal of Medical Philosophy* 7,1 (1982) 87–100.

222 Das deckt sich mit einer Beobachtung Klaus Dörners: „Eine Gesellschaft, die Gesundheit zu ihrem höchsten Wert erklärt, treibt als Gesundheitsgesellschaft mithilfe ihres Gesundheitssystems sich selbst die Gesundheit aus. Anders ausgedrückt: Ein Krankheitsbewältigungssystem, das als Gesundheitssystem sich immer nur grenzenlos steigern will, wird zur Gesundheitsvernichtungsmaschine." (Dörner, Die Gesundheitsfalle, 14).

223 G. Steiner, Wir alle sind Gäste des Lebens und der Wahrheit. *FAZ Feuilleton* 31.5.2003, 39.

224 H. Weinrich, Ehrensache Höflichkeit. Augsburg 1995, 19.

225 H. Weinrich, Lügt man im Deutschen, wenn man höflich ist. Mannheim 1986, 29.